ESSAI

SUR

L'EMPLOI DES MOYENS ANTISEPTIQUES

PENDANT LA GROSSESSE

L'ACCOUCHEMENT ET SES SUITES

PAR

Le Docteur Adrien LABESQUE,

Ancien Externe des Hôpitaux de Paris.

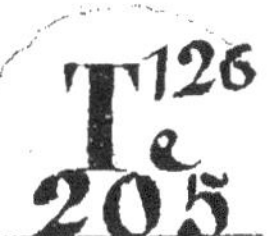

PARIS

A. PARENT, IMPRIMEUR DE LA FACULTÉ DE MÉDECINE

A. DAVY, SUCCESSEUR

29-31, RUE MONSIEUR-LE PRINCE, 29-31

1881

ESSAI

SUR

L'EMPLOI DES MOYENS ANTISEPTIQUES

PENDANT LA GROSSESSE

L'ACCOUCHEMENT ET SES SUITES

PAR

Le Docteur Adrien LABESQUE,

Ancien Externe des Hôpitaux de Paris.

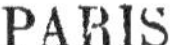

PARIS

A. PARENT, IMPRIMEUR DE LA FACULTÉ DE MÉDECINE

A. DAVY, SUCCESSEUR

29-31, RUE MONSIEUR-LE-PRINCE, 29-31

1881

A M. LE DOCTEUR SEVESTRE

Médecin de l'hôpital Tenon.

A M. LE DOCTEUR RIBEMONT

Chef de clinique de M. le professeur Depaul.

A M. LE DOCTEUR DALAIN

Chevalier de la Légion d'honneur.

Hommage de ma profonde reconnaissance.

A MON EXCELLENT AMI

M. Louis BROCQ

Interne lauréat des hôpitaux de Paris.

Depuis les découvertes de Pasteur et de Lister, on a traité d'une façon logique, en Allemagne et en Angleterre d'abord, puis en France, les accidents puerpéraux des femmes en couches par les antiseptiques. Tout récemment encore a été faite sur ce sujet une thèse importante, sous les inspirations de M. Pasteur ; mais cette thèse, très complète au point de vue théorique, nous a semblé trop négliger le côté pratique de la question, et notre maître, M. le professeur Laboulbène, nous a engagé à essayer de combler cette lacune ; qu'il nous permette de lui exprimer ici notre profonde reconnaissance pour la grande bienveillance et l'affectueux intérêt qu'il n'a cessé de nous témoigner pendant tout le cours de nos études médicales.

Nous ne saurions trop remercier MM. Tarnier et Lucas-Championnière pour l'accueil symphatique qu'ils ont bien voulu nous faire, et l'empressement qu'ils ont mis à nous communiquer les précieux documents réunis par eux dans leurs services depuis quelques années.

Notre travail leur doit ainsi de n'être pas un simple résumé de ceux qu'on a publiés à l'étranger sur la matière, et de montrer qu'en France la méthode antiseptique a été déjà appliquée avec succès dans les accouchements.

Nos remerciements doivent aussi s'adresser à notre maître M. le Dr Ribemont pour les documents mis par lui à notre disposition et ses utiles conseils pour la rédaction de cette thèse ; à M. Berthaud, interne de M. Tarnier, pour son obligeance à nous communiquer plusieurs observations et

à nous faire connaître, dans tous leurs détails, les mé
thodes en usage à la Maternité de Paris ; enfin aux amis
qui nous ont aidé dans la recherche des matériaux utilisés
par nous, et tout particulièrement à notre ancien collègue
d'externat, M. Bourguet, pour sa traduction des publica-
tions anglaises.

Paris, juin, 1881. A. I.

ESSAI

SUR

L'EMPLOI DES MOYENS ANTISEPTIQUES

PENDANT LA GROSSESSE

L'ACCOUCHEMENT ET SES SUITES

Nous commencerons par rappeler succinctement les diverses phases par lesquelles est passée la clinique avant d'arriver aux pratiques actuelles.

Il nous est aussi nécessaire d'indiquer à grands traits les diverses théories qui ont eu cours sur les accidents puerpéraux, car théorie et thérapeutique sont étroitement liées. Il ne faut pas croire que les lavages utérins datent d'hier, puisque Hippocrate et Galien ont dû les avoir employés en particulier contre les métrorrhagies et de plus pour favoriser la sortie des débris de délivre restés dans l'utérus. Ils injectaient de l'eau, des sucs de plantes, et plus tard du vinaigre, du vin rouge, etc.

Cette pratique était la conséquence de la doctrine hippocratique de la fétidité des lochies et de la rétention des débris de placenta comme cause des accidents puerpéraux.

Cette idée domina dans la médecine ainsi que les principes d'Hippocrate pendant tout le moyen âge ; puis survinrent d'autres théories : celle des métastases laiteuses de Puzos (1686), celle de Strother (1718) qui créa le mot de fièvre puerpérale, mot qui était la conséquence des idées des médecins du xviiie siècle sur les fièvres, et d'après lesquelles on attribuait aux miasmes aériens le rôle pathogénique principal dans ces maladies. Plus tard, enfin, vers la seconde moitié du siècle, on ne voulut voir dans la fièvre puerpérale qu'une inflammation ; mais on en fit tour à tour une métrite, une métro-lymphangite, une phlébite, une péritonite.....

Après beaucoup de recherches anatomiques et cliniques dans lesquelles on étudia le rôle de l'utérus et du péritoine dans cette affection, on arriva enfin à comprendre la fièvre puerpérale comme basée à la fois sur un triple élément : *pyohémie, septicémie* et *virus transmissible* (Piorry).

De telle sorte que, bien qu'il y ait du vrai dans la doctrine de la localisation mise en avant par l'école anatomique, l'idée dominante resta toujours la même, celle de l'essentialité modifiée et de la contagion.

Les découvertes de M. Pasteur sont venues apporter une nouvelle preuve à l'appui de cette dernière idée ; ce savant expérimentateur a cherché quelle était la nature du poison, le corps du délit ; il l'a trouvé dans les germes septiques et il a appuyé ses assertions sur de nombreuses expériences dont la relation pourra être consultée avec fruit dans la thèse de M. le Dr Doléris.

Avons-nous besoin de dire que la thérapeutique a suivi une marche parallèle à celle de ces diverses théories ?

Reconnaissons toutefois que c'est surtout à l'esprit pratique des médecins anglais qu'elle doit ses plus grands progrès. Prenant pour base la théorie féconde de Pasteur sur le rôle des germes animés de l'atmosphère, Lister, comme le dit si bien M. Doléris, « a, par le résultat de sa thérapeutique, devancé la démonstration complète de la réalité d'une doctrine qu'il n'a pas peu contribué à faire pénétrer ainsi de jour en jour plus avant dans la science. »

Quoi qu'il n'ait d'abord appliqué son pansement qu'aux cas chirurgicaux, il n'en est pas moins vrai qu'il doit être considéré comme le créateur de la méthode antiseptique. Bischoff n'a eu plus tard qu'à en faire une application à l'obstétrique.

Ce n'est pas à dire pour cela qu'il n'ait pas eu de prédécesseurs.

Nous avons déjà parlé des tentatives d'Hippocrate et de ses disciples. D'après certains auteurs elles auraient été répétées par Ambroise Paré et les chirurgiens de la Renaissance, puis par Mauriceau et Dionis.

M. Joanny Rendu examine cette question dans sa thèse et conclut qu'ils se sont bornés à faire des injections vaginales, surtout émollientes. D'après lui, les injections intra-utérines d'eau chaude auraient été faites pour la première fois dans les temps modernes par Recolin, en 1757, dans le but de prévenir les accidents de la rétention du placenta. Levret et Baudelocque appliquèrent cette méthode. Mais son usage ne se répandit que très lentement parmi les accoucheurs, et il faut arriver au XIXe siècle pour la voir entrer dans la pratique courante. En employant ces injections, les uns, Mojon, Legras, Deubel, Mme Lachapelle, Dubois, Barbe, Liégeard, poursuivaient le même but que Recolin ; les autres, Pasta, Doudement, de Lignerolles, Wray, Labalbary, Roper, Barnes, Pajot, Norris, Draper, etc., les pratiquaient pour arrêter les hémorrhagies qui suivent l'accouchement.

A la suite de quelques cas mortels, elles furent rejetées par Lisfranc.

Hourmann, Oldham, Retzius, Pédelaborde, Gubian, Noeggerrath, Ashwell, Hennig, Germann, Sigmund, etc., observèrent des accidents.

Il faut arriver à la deuxième moitié du xix° siècle pour les voir employer dans un but antiseptique contre les accidents puerpéraux. En effet, les premiers essais qui aient été faits en France méthodiquement chez les femmes atteintes de fièvre puerpérale sont dues à Gensoul (1849), et à Bonnet (1850). A la même époque, Von Gruenewaldt, à Saint-Pétersbourg, Winckel et Eisenmenger, en Allemagne, étudient la question, et ce dernier fait, dans les cas d'infection putride, des injections intra-utérines d'eau et de charbon pulvérisé. Leur exemple fut suivi par Kivisch et beaucoup d'autres gynécologistes : par Dupierris qui employa des injections de teinture d'iode (1 partie de teinture d'iode pour 2 parties d'eau) contre l'écoulement lochial abondant et anormalement prolongé. Il est vrai de dire qu'il s'en servait surtout pour arrêter les hémorrhagies puerpérales. Il prétend avoir toujours réussi avec une seule injection et n'avoir jamais eu d'accidents.

Dans une épidémie de fièvre puerpérale, Noeggerrath (1853) employa chez ses accouchées, dans un but prophylactique, des injections avec une solution de chlorure de chaux, dès qu'elles présentaient dans les vingt-quatre heures une élévation de température.

Le nombre des cas graves devint ainsi beaucoup moindre, et, comme les injections se montrèrent complètement inoffensives, on les fit plus tard chez toutes les accouchées, deux ou trois heures après l'accouchement.

Guyot (1868) rapporta des observations dans lesquelles le Dr Réal avait traité également avec succès, par des injections intra-utérines de teinture d'iode, quatre femmes qui, à la suite d'avortement, avaient des lochies fétides.

M. Fontaine (1869) a fait à la Maternité de Paris plus de 300 injections intra-utérines ; il signale les effets heureux qu'il en a obtenus dans les cas de rétention du placenta ; aussi M. Hervieux, son maître, s'applaudit-il de l'efficacité et de l'innocuité de la méthode.

Nous arrivons à cette même époque aux véritables injections intra-utérines antiseptiques, avec les travaux de Bischoff, Munster, Schulein, Richter, etc.... Fritsch, Schede et Langenbuck font même le drainage, et Schucking l'irrigation permanente de l'utérus.

Nous ne pouvons énumérer ici tous les auteurs qui se sont occupés depuis dix ans de cette question ; ce serait une nomenclature aussi fastidieuse qu'inutile. La plupart d'entre eux seront cités dans le courant de notre travail ; nous renvoyons pour les autres à la bibliographie qui se rouve à la fin de notre thèse.

D'après ce qui précède, on voit que notre thèse doit comprendre deux parties : 1° l'une théorique, consacrée à l'étude des accidents puerpéraux, à leur description et à leur pathogénie ; 2° l'autre pratique, consacrée à l'exposé d'un traitement prophylactique et curatif.

Pour la première partie, nous ne pouvons mieux faire que de renvoyer aux nombreux travaux déjà publiés sur la matière, aux discussions des sociétés savantes, et surtout à la thèse de M. le Dr Doléris.

La seconde partie fera l'objet principal de notre travail,

mais nous n'y étudierons que le traitement externe des femmes en couches.

Nous consacrerons toutefois, en commençant, quelques pages à l'exposé des théories actuelles sur la fièvre puerpérale, afin de mieux faire comprendre combien les méthodes que nous préconisons sont logiques et doivent être efficaces.

PATHOGÉNIE DES ACCIDENTS PUERPÉRAUX

Mayrhofer découvrit, il y a dix ans, chez les femmes en couches qui présentaient des lochies fétides, le vibrion qui, d'après lui, devait être l'agent de l'infection. Il s'en convainquit en inoculant ces matières lochiales à des femelles de lapins, lesquelles présentèrent les symptômes d'une intoxication septicémique qui se termina par la mort. Il soumit alors le vibrion à la culture dans une solution ammoniacale, et injecta de nouveau le produit obtenu chez des femelles de lapins qui moururent d'accidents analogues.

Recklinghausen et Waldeyer démontrèrent, en 1872, la présence d'organismes vivants dans les lochies de femmes mortes d'accidents puerpéraux, et ils décrivirent la bactérie moniliforme.

MM. d'Espine et Quinquaud inoculèrent, à la même époque, des lochies fétides à des femelles de chats et de lapins ; les injections amenèrent rapidement la mort des animaux qui présentèrent les lésions de la septicémie vulgaire.

Enfin Orth (1873) découvrit la bactérie dans le sang de malades atteintes de fièvre puerpérale.

Heiberg, de Christiania, (1873) arriva au même résultat, et Spillmann (1876) découvrit, dans le sang d'une femme morte de fièvre puerpérale, de petits bâtonnets mouvants, de véritables bactéries.

Kehrer (1876) et Hugh-Miller d'Edimbourg (1878) trouvèrent également des bactéries et des vibrions dans le liquide résultant de la décomposition du sang.

Mais ce ne fut qu'en 1879 que M. Pasteur parla pour la première fois du microbe puerpéral, et qu'il communiqua les résultats de ses recherches à l'Académie de médecine.

Les accouchées, dit M. Doléris, sont des blessées, mais des blessées à part. Elles sont prédisposées à l'infection pour trois motifs :

1° Parce qu'elles sont dans un état d'épuisement assez avancé dû à la grossesse et au travail ;

2° Parce qu'elles sont affectées de véritables plaies extérieures et intérieures consécutives à la sortie du fœtus ;

3° Parce qu'immédiatement après l'accouchement, il se fait une absorption énergique par les vaisseaux béants de l'utérus.

L'infection n'est pas toujours consécutive à des lésions locales, mais c'est certainement le cas le plus fréquent ; et, quel que soit le mécanisme de l'infection, il se dégage de toutes les expériences un fait certain : c'est que, pour qu'elle existe, la présence des organismes inférieurs est néeessaire dans l'économie.

Les germes morbides, constants chez la femme malade, manquent souvent chez la femme bien portante ; chacun de ces germes a son individualité propre ; cultivé et inoculé, il conserve ses propriétés spéciales et reproduit chez un sujet sain les lésions que présentaient le sujet malade qui l'a fourni.

Il peut exister normalement, c'est-à-dire en dehors de la grossesse et de l'accouchement, des organismes vivants dans les parties génitales de la femme ; ce sont de véritables bactéries, comme l'ont démontré Haussmann et Hugh-Miller.

On en trouve à plus forte raison à la fin de la gestation, par suite de la présence d'un écoulement abondant. La mort du fœtus dans l'utérus, et la rupture prématurée des membranes exagèrent encore cette prédisposition à laquelle viennent s'ajouter les causes d'infection dues à l'accoucheur.

Parmi les organismes observés, le termo, la bactérie commune n'ont aucune action ; ils sont aérobies et ne peuvent devenir une cause de danger qu'en ouvrant la voie aux bactéries septiques.

On trouve à peu près constamment dans les lochies un organisme, le micrococcus en point double, appelé par d'autres auteurs : diplo-coccus, et considéré par M. Pasteur comme l'agent de la suppuration.

Il y a un autre microbe qui ne se différencie du micrococcus en point double que par son volume triple ou quadruple ; on doit le considérer comme appartenant à la classe de ceux dont les effets sont malins.

L'infection est surtout à craindre le deuxième et le troisième jour après l'accouchement ; à ce moment, en effet, les vaisseaux sont encore béants et les tissus mortifiés peuvent servir aux microbes de foyer de multiplication.

Dans les campagnes, à cause de la pureté de l'air qui ne contient que très peu d'organismes et de l'isolement des malades, on se trouve souvent en présence de femmes qui n'ont pas de microbes dans les lochies. Mais, dans les villes, surtout dans les Hôpitaux et dans les Maternités, le flux séro-sanguinolent toujours abondant, est remplacé par une véritable suppuration dans laquelle se trouve toujours le microbe en point double. Ce microbe existe, nous l'avons déjà dit, chez la femme bien portante et chez celle qui est atteinte d'accidents puerpéraux; c'est dans le nombre plus ou moins considérable de tels microbes que réside la cause du plus ou moins de gravité des accidents. Inoffensifs en quantité très minime, ils déterminent, lorsqu'ils sont en quantité considérable, des accidents très redoutables.

L'organisme de la septicémie vraie se présente sous l'aspect d'éléments allongés, minces, cylindriques, remuants, qui fourmillent dans les tissus, les lymphatiques et le péritoine dès avant la mort. Ils ne pénètrent dans le sang qu'à la fin de la vie.

Pasteur admet que la bactérie septique engendre la septicémie à terminaison presque toujours fatale ; la septicémie dûe au micrococcus en chapelet est beaucoup moins grave.

Pour d'autres, la septicémie varie suivant la forme de l'organisme ; la suppuration n'en serait qu'une forme atténuée. Tout est donc septicémie pour ceux-là.

D'autres enfin pensent que la variété morphologique dépend du milieu dans lequel se fait la culture. Mais alors pourquoi la bactérie ne reproduit-elle jamais le micrococcus ?

Le fait certain, c'est la connexion intime des formes qui confinent au point simple ou double, aux chapelets courts ou longs ; la bactérie serait une variété bien distincte.

Labesque.   2

Pour Orth et Koch, le micrococcus et le bacillus sont les deux éléments de la septicémie.

En résumé, on peut séparer les germes morbides de l'infection en deux grandes catégories :

I.   Bactéries cylindriques septiques. — Septicémie vraie.

II.   Micrococcus sous forme de chapelet. — Septicémie atténuée.
    —   sous forme de couple. — Suppuration.
    —   sous forme de points. — Pas d'accidents.

La bactérie cylindrique est donc la caractéristique de la septicémie toxique, et le microccocus, la caractéristique de la septicémie atténuée, tandis que le point double est l'élément pyogénique réel.

DES AGENTS ANTISEPTIQUES.

Ayant admis que les microbes, les germes septiques, sont les agents de l'infection puerpérale, on doit se demander quel est le meilleur moyen de les détruire. Trois sortes d'agents ont été mis à contribution : 1° Les agents physiques ; 2° les agents chimiques ; 3° les agents végétaux.

Nous ne croyons pas que les agents physiques, froid et chaleur, aient été employés dans ce but au moins directement sur la femme ; l'intensité de froid ou de chaleur qu'il faudrait atteindre pour obtenir des résultats satisfaisants rend leur emploi impossible. Mais l'étuvage de 120° à 140° des objets de literie, des pièces de pansement des femmes en couches, est le moyen le plus énergique que nous possédions pour la destruction des germes septiques.

Les gaz oxygène, hydrogène, azote n'ont pas eu d'applications directes ; toutefois nous croyons utile de rappeler que les germes ne se développent pas dans l'oxygène, et que, si ce gaz n'a pas été encore utilisé à l'intérieur comme agent antiseptique, il l'a été avec succès dans le traitement interne de l'affection puerpérale ; il est même étonnant que l'on n'ait pas fait plus d'essais de ce gaz que la théorie semble recommander tout spécialement contre les germes morbides. Parmi les autres agents chimiques, on a employé le soufre, le chlore, le charbon, l'iode et ses diverses préparations, le permanganate de potasse, le liquide de Condy, l'hypochlorite de chaux, le chlorure de chaux, le sulfate de soude, l'hyposulfite et l'hypochlorite de soude, l'acide borique, le sulfate de cuivre, le nitrate de plomb, le perchlorure de fer, la liqueur de Van Swieten, le chlorure de zinc, le nitrate d'argent etc. etc.

Mais c'est surtout à la chimie organique que la médecine doit ses agents antiseptiques les plus usités. L'acide phénique, l'acide salicylique, l'alcool, le vin, le vinaigre, le thymol, l'acide benzoïque, l'éther de Pennes, le coaltar saponiné, la gaulteria, l'extrait d'eucalyptus, le camphre, la quinine, etc. etc.

Cette énumération est sans doute un peu longue ; mais, avant d'entrer dans de plus amples développements, nous devions la faire aussi complètement que possible.

Toutes les substances dont il vient d'être question ont été utilisées les unes en solution, les autres en vapeur, quelques-unes sous ces deux formes.

DIVISION DU SUJET

Nous diviserons notre sujet en deux parties :

Dans la première, nous traiterons des soins antiseptiques généraux, c'est-à-dire : désinfection des salles, des objets de literie et de pansements ; soins de propreté et précautions que doivent prendre ceux qui approchent les femmes en couches ; enfin, désinfection des instruments.

Dans la seconde, nous nous occuperons de la femme, au point de vue du traitement antiseptique proprement dit, pendant la grossesse, le travail, et les suites de couches soit normales, soit pathologiques.

Avant la découverte des agents antiseptiques, les médecins, justement émus des dangers auxquels étaient exposées les femmes qui accouchaient dans les maternités, avaient cherché les moyens de les soustraire à l'infection qui les menaçait ; le mal à combattre était, en effet, des plus redoutables. Ainsi M. le Dr Tarnier, dans son rapport sur la mortalité des femmes en couches, constate qu'en 1859 il est mort à la maternité de Paris une femme sur 19 accouchées. A la même époque, Barnes constatait en Angleterre un fait analogue. M. le professeur Lefort, dans un très important travail (1), établit que, sur 888,312 accouchements faits dans les maternités de l'Europe, 30,394 ont été suivis de mort, tandis que, sur 934,781 observés en ville, il n'y a eu que 4,405 décès. Ce qui donne pour les premiers une mortalité de 1 sur 29, et pour les seconds une mortalité de 1 sur 212.

On connaît l'opinion de Dubois sur les maternités; le célèbre accoucheur disait qu'il y a moins de danger pour une femme à accoucher dans la rue, sans aucun secours, que d'accoucher dans une salle d'hôpital. Tout dernièrement et malgré les progrès de l'hygiène, pour exprimer combien sont nombreux encore les dangers auxquels sont exposées les femmes qui accouchent dans les hôpitaux, M. Leish-

(1) Etude sur les maternités et les institutions charitables d'accouchements dans les principaux États de l'Europe. Paris, 1866.

man, dans une discussion sur la fièvre puerpérale qui eut lieu à Londres en 1875, a dit qu'une femme qui fait ses couches dans une maternité où sévit une épidémie de fièvre puerpérale, y court autant de danger que celle qui vient à l'hôpital atteinte de fièvre typhoïde (1).

Toutefois, depuis les améliorations introduites tout dernièrement dans les divers établissements hospitaliers, et grâce aux précautions antiseptiques, le mal a fini par diminuer graduellement, ainsi que l'a constaté tout dernièrement Hunter (2).

(1) Transactions of the obstetrical Society of London, 1875.
(2) Société médico-chirurgicale d'Edimbourg, juillet, 1876.

PREMIÈRE PARTIE

§ 1er

DÉSINFECTION DES SALLES ET DES OBJETS DE LITERIE.

La désinfection des salles a été poursuivie par deux ordres de moyens. Les uns sont des mesures hygiéniques que nous nous bornerons à signaler (aération, isolement, suppression des rideaux.....) en renvoyant pour cette question aux traités spéciaux d'hygiène. Les autres rentrent directement dans notre sujet et ont pour but la destruction des germes septiques.

Les substances employées à cet effet jusqu'à ce jour sont : la potasse, le chlorure de chaux, l'acide sulfureux et l'acide phénique.

La potasse a été employée tout dernièrement par M. Hallopeau et par M. Stackler à l'hôpital Tenon à la suite d'une légère épidémie de fièvre puerpérale ; les murs ont été lavés d'abord avec une solution de potasse, et ensuite avec une solution concentrée d'acide phénique (1).

Notre maître, M. le Dr Vidal, s'est servi à l'hôpital Saint-Louis de fumigations d'acide sulfureux pour désinfecter les salles, dès qu'il observait des cas de péritonite puerpérale. On s'est servi des mêmes moyens à l'é-

(1) Union médicale, 7 octobre, 1880.

tranger ; Zweifel (1) désinfecte les lits par des fumigations d'acide sulfureux ; il fait brûler du soufre dans les chambres, dans la proportion de 4 gr. par mètre cube d'air.

Dans la discussion sur la fièvre puerpérale qui a eu lieu en 1875 à la Société médicale de Londres, Spencer Wells (2) rappelle, à propos du traitement antiseptique pratiqué par Palli en 1864, que l'acide sulfureux et les sulfates alcalino-terreux arrêtent et préviennent la fermentation, la putréfaction et que les tissus et les liquides de l'organisme chargés de soufre résistent au poison.

Tout le monde sait enfin que le chlorure et l'hypochlorite de chaux sont d'un usage vulgaire comme désinfectants.

Depuis son application à la chirurgie, et son introduction en Angleterre dans les salles d'accouchements, l'emploi de l'acide phénique s'est peu à peu généralisé parmi les médecins-accoucheurs. On l'a utilisé soit en solutions, soit en pulvérisations.

Dans le pavillon de M. Tarnier à la Maternité de Paris, où les chambres de malades sont isolées les unes des autres, on fait des pulvérisations d'acide phénique toutes les fois que l'accouchée a présenté une légère élévation de température ; s'il y a eu des accidents graves, la chambre est abandonnée pendant deux ou trois jours et on y continue les pulvérisations.

M. Lucas-Championnière n'emploie la pulvérisation que lorsqu'il y a eu des cas d'infection dans ses salles ; il lui reconnaît l'avantage d'assainir l'atmosphère. En temps ordinaire, elle lui paraît de peu d'utilité.

M. le Dr Vidal, à l'hôpital Saint-Louis, fait fonctionner,

(1) Berlin. Klin. Wochens, n° 1, janvier, 1878.
(2) The obstetrical transactions, vol XVII, 1875.

dans ses salles d'accouchement, un pulvérisateur à vapeur, deux heures par jour.

Les murs et le plancher sont lavés, sept ou huit fois par mois, avec une solution d'acide phénique au 50e ; ajoutons qu'avant de balayer le plancher des salles, on y répand de la sciure de bois trempée dans une solution phéniquée également au 50°·

Nous avons dit plus haut comment, à la suite d'une épidémie, MM. Hallopeau et Stackler avaient procédé dans les salles d'accouchement de l'hôpital Tenon.

Quant à la désinfection des lits, voici le procédé mis en usage dans le pavillon de M. Tarnier, à la maternité de Paris, et qu'on suit également à la maternité de Saint-Louis.

La toile de la paillasse sur laquelle repose la femme est lavée à l'acide phénique, et la balle en est renouvelée après l'exeat. Sur la paillasse, on met une toile cirée également lavée à l'eau phéniquée ; enfin les draps et les alèzes sont passés à l'étuve.

On pourrait employer aussi, pour la désinfection des salles et des objets de literie, les vapeurs d'iode préconisées par Williams Wynn (1), dont nous donnons plus loin le manuel opératoire.

§ II

PRÉCAUTIONS ANTISEPTIQUES QUE DOIVENT PRENDRE CEUX QUI ENTOURENT LA FEMME EN COUCHES.

Tout le monde sait que l'accoucheur et les personnes qui soignent les femmes en couches peuvent devenir pour ces

(1) Transactions of the obstetrical Society of London (London, 1875).

dernières une cause d'infection. Cette conviction est tellement enracinée dans l'esprit des accoucheurs anglais qu'on
a été, de l'autre côté de la Manche, jusqu'à poursuivre et
emprisonner une sage-femme qui transportait l'infection
de maison en maison, et continuait malgré cela à faire de la
clientèle. M. Mathews Duncan, ému de cette mesure rigoureuse, écrivit, à ce propos, en 1874, à la Société obstétricale
de Londres une lettre dont nous detachons le passage suivant : « Un des points les plus importants de la discussion
sur la fièvre puerpérale, c'est de décider la conduite que
doit tenir l'accoucheur pour éviter cette terrible maladie. Je
crois qu'il faut se défier des décisions prématurées, car le
sujet, tant au point de vue pratique qu'au point de vue théorique, est encore très discutable. Je crois qu'on a porté
un jugement trop sévère et trop précipité sur certaines
sages-femmes et entre autres sur D... M... Si l'on en juge
par les journaux, l'homicide par infection est un délit nouveau dans l'histoire légale... » (1).

Nous avons entendu dire à notre maître, M. le Dr Siredey‘
qu'on pouvait souvent attribuer l'infection au doigt de
l'accoucheur.

Graily Hewit (2) recommande, lorsqu'on fait des accouchements, d'avoir un soin minutieux de ses mains.
Persuadé que les ongles sont surtout les vecteurs de
l'infection puerpérale, il va jusqu'à dire qu'il est utile d'a-
jouter à la trousse du médecin un pot de savon phéniqué
et une brosse à ongles.

De nombreux faits viennent confirmer cette manière de
voir. Tout récemment encore MM. Hallopeau et Stackler

(1) Transactions of the obstetrical Society of London (London, 1874).
(2) The obstetrical transactions, 1875.

ont constaté la vérité de cette assertion à la maternité de l'hôpital Tenon. Au mois de juillet 1880, se déclara subitement une épidémie de fièvre puerpérale.

Une infirmière ayant soigné une malade atteinte d'infection à la suite d'une rétention partielle du placenta, avait négligé de prendre les précautions antiseptiques nécessaires.

Toutes les accouchées auxquelles elle donna des soins furent successivement atteintes d'infection puerpérale, tandis que celles qui furent soignées par d'autres infirmières n'éprouvèrent aucun accident. Ce qui prouve jusqu'à l'évidence que cette femme était bien la cause première de l'infection.

Le Dr Routh (1), ayant assisté aux épidémies de fièvre puerpérale observées à Vienne en 1846-47, remarqua que l'infection se communiquait aux femmes par la négligence des étudiants qui, venant d'assister aux autopsies, se contentaient de laver légèrement leurs mains dans de l'eau avant de procéder au toucher. Dans les services confiés aux sages-femmes qui ne pratiquaient pas d'autopsie, les cas de maladie furent bien moins nombreux. On obligea alors, par mesure de précaution, les étudiants à se laver consciencieusement les mains dans une solution antiseptique de chlorure de chaux et on vit disparaître rapidement les accidents. Le Dr Greene avoue que les 5/8 au moins des cas de fièvre puerpérale sont dus à la contagion apportée par le médecin ou par la garde-malade qui ont assisté des femmes atteintes de la même affection.

De même Braxton Hicks (2) dit que, sur 89 cas de fièvre

(1) **Transactions** of the obstetrical Society of London (London, 1875).
(2) **Id.**

puerpérale qu'il a observés, 68 malades avaient été exposées à la contagion.

M. le professeur Depaul (1) a signalé le cas d'une accou-
cheuse qui avait successivement infecté plusieurs femmes
en faisant usage d'une éponge malpropre.

Robertson, de Manchester (thèse Doléris), rapporte un
fait de contagion bien remarquable : dans un mois, une
sage-femme de la *Maternité-Charité* assiste 20 femmes
dans leur accouchement ; 16 meurent de fièvre puerpérale ;
ses collègues délivrent, durant le même temps, 390 partu-
rientes, sans qu'une seule soit atteinte.

Le D* Moir (thèse Doléris) avoue qu'il a contaminé
quatre malades pour n'avoir pas pris de précautions suffisantes.

Je pourrais multiplier les exemples à l'infini (faits de
Gordon, Armstrong, Gooch, Ramsbotam, Tyler Smith,
Barnes, Wendell Holmes, etc. etc.) Toutefois nous citerons encore le fait si curieux observé par Huntley en 1865
et rapporté par lui-même (British medical Journal, 1875):
« Il est certain, » dit-il, » que la contagion me suivait, car
les cas morbides étaient spéciaux à ma clientèle, tandis que
les autres accoucheurs, mes confrères, en étaient exempts.
Je pris les mesures usitées en pareils cas : bains, changement d'habits..., cela ne suffit pas. Je m'en fus en Irlande
où je passai six semaines ; après quoi, je revins espérant
que je m'étais débarrassé du germe infectieux. Néanmoins,
les trois premiers cas de ma pratique furent fatals et je
me vis obligé de cesser les accouchements pendant longtemps. »

Nous pensons que ce simple exposé doit suffire pour

---

(1) Discours à l'Académie de médecine (Thèse Doléris)..

éclairer les médecins incrédules, et leur prouver l'absolue nécessité qui s'impose à l'accoucheur d'être propre, et surtout *antiseptique*.

On a été jusqu'à dire que le médecin-accoucheur qui avait soigné une malade atteinte de fièvre puerpérale devait brûler ses habits et abandonner pour quelque temps sa clientèle ; des mesures aussi radicales doivent, on le pense bien, être regardées comme par trop rigoureuses. Il y a bien peu de médecins qui ne soient, en effet, de temps à autre appelés à soigner des fièvres puerpérales, et s'il fallait, dans chacune de ces circonstances, abandonner pendant quelques semaines la pratique des accouchements, l'exercice de cet art deviendrait impossible.

Nous ne ferons que signaler ici les soins généraux de propreté si indispensables au médecin.

Strayne (1) conseille, avec raison, de prendre un bain et de se laver le corps avec du savon phéniqué toutes les fois qu'on a été appelé auprès d'une femme atteinte de fièvre puerpérale.

Le transport des germes morbides par les habits est, en général, assez rare ; mais, lorsqu'on a été appelé auprès d'une femme atteinte de septicémie, on ne saurait s'entourer de trop de précautions. C'est ainsi qu'on a conseillé les fumigations de soufre (Zweifel), les pulvérisations phéniquées... Williams Wynn recommande, comme moyen de destruction des germes, de se retirer dans une chambre aussi étroite que possible, de mettre quelque peu d'iode sur un plat que l'on placera au-dessus d'une lampe à esprit-de-vin ; au bout de quelques instants on se trouvera ainsi entouré de vapeurs retombant sous forme de petites parti-

(1) Transactions of the obstetrical Society of London, 1875.

cules dont il faudra garantir ses yeux. L'auteur que nous citons emploie cette méthode depuis plus de vingt ans, et il affirme qu'il n'a pas observé dans sa clientèle de septicémie mortelle.

La préparation la plus usitée, pour la désinfection des mains, en France, en Allemagne et en Angleterre. est la solution phéniquée forte au 20°. On peut aussi employer les solutions au 40°, et au 50°; mais les solutions trop faibles doivent être rejetées.

Roth (1) préfère une solution de 12 parties d'acide benzoïque dans 60 parties d'alcool.

M. Pasteur recommande une solution concentrée d'acide borique qui n'exerce sur les tissus aucune action caustique et qui est un puissant destructeur des germes.

M. le Dr Ribemont emploie la liqueur de Van Swieten.

D'autres enfin se servent d'une solution concentrée de chlorure de chaux, de chlorure de zinc ou d'acide salicylique.

Quelle que soit la substance préférée, les médecins accoucheurs ne doivent jamais oublier de se laver et de tremper les mains et les bras dans une solution antiseptique avant de faire une opération obstétricale. Il doit en être de même pour les étudiants qui pratiquent le toucher.

En Allemagne, on a installé, dans les maternités, des fontaines contenant une solution d'acide phénique, et, toutes les fois qu'une personne attachée au service veut examiner une malade, elle doit préalablement se nettoyer les mains et les ongles avec du savon phéniqué, et ensuite les laver à grande eau dans la solution phéniquée.

MM. Tarnier et Lucas-Championnière ont rigoureusement appliqué ces prescriptions dans leurs services, et

(1) Byern Intelligenzbl., 1877.

c'est grâce à des précautions aussi minutieuses que ces deux médecins-accoucheurs sont arrivés à obtenir les magnifiques résultats que nous exposerons plus loin. M. Lucas-Championnière veut même que partout, dans les salles d'accouchement, l'eau pure, qui peut contenir des germes infectieux, soit remplacée par de l'eau phéniquée.

M. Tarnier, ayant trouvé des microbes dans le linge revenant de la lessive, conseille de ne pas s'essuyer les mains après les avoir lavées et brossées dans la solution phéniquée, et de s'enduire immédiatement les doigts et le bras, si on a besoin de pénétrer dans la cavité utérine, de cérat, d'huile ou de vaseline phéniquée ; c'est à cette dernière préparation que nous donnons la préférence.

Nous avons déjà vu plus haut que, d'après certains auteurs, on devait interdire aux étudiants, qui sont en contact avec les accouchées, de faire des dissections ou des autopsies, et qu'on était encore allé jusqu'à vouloir que les médecins qui ont, dans leur clientèle, des affections puerpérales, s'abstiennent pendant quelque temps de faire des accouchements.

Mais ces précautions, excellentes avant l'application de la méthode antiseptique, sont devenues bien moins utiles depuis qu'elle est connue. Aussi M. Lucas-Championnière dit-il, avec raison, dans son ouvrage sur la chirurgie antiseptique :

« On doit exiger l'antisepsie de tout le personnel qui entoure les accouchées ; on prend mille précautions inutiles, et on néglige celle-là. Si un interne sait se purifier suffisamment, il peut vaquer à toutes ses occupations, faire les autopsies qui sont de son devoir, faire de l'anatomie et examiner ses malades sans danger. S'il est négligent des précautions antiseptiques, il aura beau se condamner à des quarantaines, il viendra toujours un moment où il empoisonnera ses accouchées. Des gens qui ne font jamais d'autopsie en tuent souvent beaucoup plus que les anatomistes soigneusement antiseptiques.

« Ce qu'il y a de plus remarquable, c'est que j'ai fait examiner toutes les femmes en travail, toutes mes opérées, par
des élèves chaque matin.

« Je fais toucher pendant tout le temps des opérations,
et la mortalité de mes opérées est plus basse que celle des
femmes normalement accouchées.

« A Paris, toutes les habitudes des élèves sont à réformer ; je ne leur en fais aucun reproche. Il leur est matériellement impossible d'être chirurgicalement propres à
l'hôpital. Dans l'intérêt des malades, dans l'intérêt de l'enseignement qu'il faut rendre compatible avec la sécurité du
patient, les réformes sont urgentes. On pourrait presque
les indiquer d'un mot : non seulement on n'oblige personne à se laver les mains, mais c'est une chose presque
impossible à faire à l'hôpital. Une administration libérale
et intelligente, soucieuse du désir du chirurgien, nous a
rendu facile aujourd'hui la chirurgie antiseptique dans les
hôpitaux de Paris. Nous la croyons très disposée à favoriser, par tous les moyens, la pratique de l'accouchement
antiseptique. »

§ III.

DÉSINFECTION DES INSTRUMENTS.

Les divers instruments utilisés en obstétrique : forceps,
céphalotribes, cathéters, irrigateurs,... ont souvent été la
cause d'accidents infectieux. Aussi tous les auteurs recom

mandent–ils de prendre à leur égard des précautions antiseptiques. Le Dr Godell, de l'Université de Pensylvanie,
prétend même que les injections intra-utérines sont dangereuses, parce que le tuyau des instruments sert de véhi-
cule aux germes et détermine ainsi l'infection.

Tout instrument d'obstétrique sera donc, avant d'être
introduit dans les organes génitaux de la femme, trempé
dans une solution antiseptique tiède; puis il recevra,
sans être préalablement essuyé, un enduit de corps
onctueux rendus antiseptiques, parmi lesquels nous donnons la préférence à l'huile, ou à la vaseline phéniquées.

Les ciseaux et autres instruments seront aussi trempés
dans la solution pheniquée forte; on aura également le
soin de laver les sondes dans une solution au même titre,
toutes les fois qu'on aura à pratiquer le cathétérisme. Il
en sera de même pour les bouts d'irrigateurs, de seringues,
et d'instruments servant aux injections.

DEUXIÈME PARTIE

Grossesse. — Nous n'en dirons que quelques mots. On a recommandé des bains phéniqués pour tuer, avant l'accouchement, les germes qui existent normalement (Haussmann) dans les organes génitaux de la femme. On pourra aussi faire des lavages sur les parties externes des organes génitaux et dans le vagin, avec une éponge imbibée de solution phéniquée faible. Mais nous repoussons absolument, pendant cette première période, les injections et les irrigations qui pourraient avoir des conséquences fort graves en provoquant des contractions utérines ; c'est à de simples précautions hygiéniques qu'on doit avoir recours durant la grossesse.

Travail. — Au pavillon de M. Tarnier, à la Maternité de Paris, on fait prendre un bain simple à toute femme en travail dès son arrivée à l'hôpital. D'abord quelques accouchements ont été faits sous la pulvérisation phéniquée ; mais on a depuis abandonné cette méthode et donné la préférence aux onctions d'huile phéniquée sur les parties génitales externes et dans le vagin au moment de l'ac-

Labesque.   3

couchement ; lorsque la tête de l'enfant apparaît à la vulve, on badigeonne la partie qui se présente avec de l'huile phéniquée.

Bischoff, en Allemagne, a institué le traitement suivant pour prévenir l'introduction des germes pendant le travail; ce traitement a été relaté par Zweifel (Berliner klinische Wochenschrift, 1877, n° 26). Au commencement des douleurs, il fait prendre à la parturiente un bain tiède, puis il injecte dans le vagin une solution à 2/100 d'acide phénique, et il répète l'injection toutes les deux heures. Cette méthode, dont je compléterai la description lorsque je traiterai des suites de couches, a donné à l'auteur de très bons résultats.

Egli-Sainclair, de Zurich (Corresp. Blatt. fur Schweizen Aerzte, 1877), recommande le traitement de Bischoff, qui lui a également réussi.

Spiegelberg (1) pratique les irrigations du vagin et de la cavité cervicale de l'utérus pendant l'accouchement, et les considère comme un excellent moyen prophylactique contre l'infection septique.

D'autres auteurs ont également employé les injections dans ces mêmes conditions.

Enfin Fritsch et Fehling (2) veulent que l'accouchement se fasse comme une véritable opération chirurgicale, sous la pulvérisation phéniquée.

Suites de couches normales. — Nous exposerons tout d'abord l'opinion de Barnes (3) qui croit qu'il y a tout avan-

(1) Centralblat für Gynækologie 1877, et thèse Rendu.
(2) Volkmann. Klinisch. Vortrage.
(3) Transactions of the obstetrical Society of London, 1875.

tage après l'accouchement à ne pas laisser les femmes dans le décubitus dorsal prolongé; il conseille de les aider à se retourner de temps à autre sur le côté afin de permettre aux matières putrides de s'échapper facilement du vagin. Hubert, de Louvain,(1) et Mayo Robson (2) pensent de même.

Comme moyen antiseptique, M. Tarnier, l'accouchement terminé, fait appliquer des compresses phéniquées sur les parties génitales externes. Les toilettes des femmes se font à l'eau phéniquée. La solution la plus habituellement employée est la solution à 1/100; on se sert rarement de celle au 40°.

Les éponges sont proscrites. Pour faire les toilettes on se sert de tampons de ouate imbibée de la solution phéniquée. Ils sont détruits après en avoir fait usage.

M. Lucas-Championnière, dans son livre sur la chirurgie antiseptique, s'exprime en ces termes sur ce même sujet : « Après l'accouchement, la vulve est lavée avec de l'eau phéniquée à 2 1/2 pour cent et souvent avec la solution forte à 5 0/0 ; une compresse imprégnée de liquide faible reste en permanence sur la vulve. S'il y a quelque lésion importante de la vulve et du vagin, on la lave avec la solution phéniquée forte. » Cette méthode est à peu près celle que l'on suit à la maternité de l'hôpital Saint-Louis.

Bischoff (3) fait des injections vaginales avec une solution phéniquée à 2 0/0 deux fois par jour, et pendant douze jours, à toute femme dont l'accouchement s'est fait normalement.

(1) Thèse Rendu, 1879.
(2) Medical Times, 1879, page 237.
(3) Corresp. fur Schweiz Aertze, 1875.

Fehling (1) préconise et emploie depuis ces derniers temps, pour faire l'occlusion des organes génitaux, un tampon de ouate imbibé d'une solution d'acide salicylique concentré. C'est également à cet acide qu'il donne la préférence pour la pratique des injections.

Haussmann (2) veut que l'on fasse chez toutes les femmes en couches des injections vaginales et intra-utérines. Les sécrétions vaginales contiendraient d'après lui, même normalement, des microbes qui peuvent toujours produire sinon de la septicémie, du moins des inflammations.

Schultze (3) est également partisan des injections prophylactiques. « Il ne faut pas attendre, » dit-il, « que les accidents se soient déclarés pour agir, mais bien instituer un traitement en quelque sorte offensif, et traiter chaque femme en couches comme si elle avait déjà la fièvre puerpérale. »

Max Runger (4) fait, immédiatement après l'accouchement et pendant quelques jours, des lavages vaginaux phéniqués.

Schröder (5), tout au début de l'application de la méthode antiseptique, n'avait recours aux injections intra-utérines que dans les cas où survenait une complication ; depuis il a fait des injections préventives chez toutes ses accouchées. Mais aujourd'hui il y a renoncé, et il limite l'application de la méthode aux cas qui ont nécessité une intervention chirurgicale, ou qui ont amené quelques accidents.

(1) Berlin. Klin. Wochens, n° 1, janvier, 1878.
(2) Société de gynécologie de Berlin, séance du 10 juillet 1877. (Berliner klinische Wochens., 1877.)
(3) Allge. med. Centralzeitung, 1877, n° 20.
(4) Compte rendu de la clinique gynécologique de Strasbourg, 1876.
(5) Zeitschrift fur Geb. und Gyn. 1877,

Enfin Schulein (1) emploie les injections intra-utérines dans tous les cas; d'autres médecins suivent également ce précepte.

Cas d'intervention ou d'accouchement anormal. — Mais c'est surtout dans les cas où l'accouchement a été long et laborieux, quand il y a eu application de forceps, version, céphalotripsie....., quand l'enfant est né mort, macéré, putréfié, ou bien quand il y a eu déchirure du périnée, que presque tous les auteurs recommandent l'usage des injections antiseptiques.

Toutes les fois qu'il y a crainte d'accidents, M. Tarnier fait des injections soit avec de l'eau phéniquée au 100°, soit avec une solution de permanganate de potasse au 1000e; mais il n'a jamais, dans ces conditions, pratiqué d'injections intra-utérines.

M. Lucas-Championnière, dans son ouvrage sur la chirurgie antiseptique, dit : « Après les opérations graves qui ont nécessité l'introduction des instruments ou des mains dans le vagin ou dans l'utérus, j'injecte volontiers dans le vagin, et dans l'utérus même, de la solution phéniquée aqueuse à 2 1/2 pour 100, une ou plusieurs fois de suite, en prenant grand soin que le retour de l'injection se fasse bien. J'ai employé aussi la solution forte.

« J'ai l'année dernière, dans le service de M. Siredey, pratiqué une version pour une présentation de l'épaule; le fœtus était distendu par les gaz comme un ballon et je fis l'éviscération. L'utérus était énorme, distendu par des gaz et des liquides fétides. La femme paraissait devoir à peine

(1) Ueber intrauterinen injectionen von Carbolsaurelusungen in Wochenbett. (Zeitschrift fur Geb. und Gynœkologie. Bd. 2. Heft 1.)

survivre à l'opération. Je rinçai à plusieurs reprises la cavité utérine avec de l'eau phéniquée faible ; la femme guérit sans accidents. »

M. Lucas-Championnière n'est pas partisan des injections répétées plusieurs fois pendant plusieurs jours. Il considère les injections répétées comme pouvant devenir chez les accouchées une cause d'irritation par le traumatisme qu'elles exercent sur la cavité utérine. Elles occasionneraient, d'après lui, des accidents tels que frissons, fièvre..... Du reste voici ce qu'il en écrit dans l'ouvrage déjà cité : « Les injections quotidiennes et biquotidiennes, préconisées par quelques-uns, étant, d'après mon expérience, des causes d'irritation funeste pour les suites de couches, je les défends absolument dans mon service, sauf dans des cas tout exceptionnels. »

M. le Dr Vidal n'a jamais ordonné que des applications de compresses et de gaze phéniquées. Mais, depuis que M le Dr Ollivier a pris le service des accouchements, on fait, toutes les fois qu'il y a eu intervention quelconque, pendant huit jours, quatre injections vaginales phéniquées par jour, deux le matin et deux le soir.

Mayo Robson (Med. Times, 1879, p. 37) et d'autres auteurs sont également grands partisans des injections vaginales.

Nous avons vu plus haut qu'en Allemagne les injections intra-utérines sont préconisées par beaucoup d'auteurs, même lorsque les couches ont été normales, et cela dans un but de préservation ; *a fortiori* ont-ils dû s'en montrer les partisans et les défenseurs décidés dans tous les cas où l'accouchement présente quelque chose d'anormal, ou nécessite une intervention quelconque : travail long et laborieux, rupture prématurée des membranes, application du forceps, version, crâniotomie, céphalotripsie.......

Dans tous ces cas, d'après eux, les injections vaginales et intra-utérines deviennent nécessaires. C'est ainsi que Bischoff recommande, en pareille occasion, des injections vaginales répétées trois fois par jour avec une solution phéniquée à 2 0/0.

Gruenewald (1) conseille de faire faire après l'accouchement une injection qui lave entièrement le canal génital, et il signale cette pratique comme spécialement nécessaire après les accouchements laborieux qui ont nécessité des opérations. Cette irrigation ne doit pas cependant être renouvelée, sauf les cas où quelque condition anormale des lochies indiquerait un plus grand danger. Il recommande tout particulièrement l'emploi de l'acide phénique.

Winckel (2) dit que toutes les fois qu'il y aura eu opération, on lave, immédiatement après l'accouchement, le canal génital (vagin et utérus) avec une solution à 5 0/0 d'acide phénique, et qu'on répète ces injections trois ou quatre fois par jour avec une solution à 2 0/0.

Gusserow (3), de Berlin, Müller (4), de Berne, conseillent les injections intra-utérines phéniquées de 1 à 2 0/0, toutes les fois que l'accouchement a nécessité l'introduction de la main.

Richter (5), à l'hôpital de la Charité de Berlin, conseille,

---

(1) Petersburger med. Woch. et London med. Record, 14 nov., 1879.
(2) Pathologie et thérapeutique des suites de couches, in-8, 1878.
(3) Thèse Rendu.
(4) Thèse Rendu.
(5) Ueber Ausspülungen der Gebarmuttorhohle mit Carbolwasser und über Salicyl Behandlung in Wochenbett. (Zeitschrift fur Geburtshülfe und gynœkologie. Bd 2, Heft 1.)

spécialement après les accouchements laborieux, des injections intra-utérines dans un but prophylactique. Ces injections sont continuées pendant toute la durée de l'état puerpéral. La solution d'acide phénique la plus fréquemment employée est à 2 0/0. Toutefois les premières injections sont faites avec une solution à 3 0/0, mais si on les répète souvent on prend la solution à 2 0/0 pour éviter l'apparition fréquente de l'acide phénique dans les urines.

« Il nous est arrivé, par ce moyen, dit-il, non-seulement de préserver de maladie des femmes auxquelles le céphalotribe ou le forceps avaient été appliqués dans de mauvaises conditions, ou qui avaient été atteintes de gangrène par pression du vagin ou du col consécutivement à un accouchement prolongé, mais encore de rétablir des accouchées sans élévation de température, sans aucune manifestation fébrile, alors qu'il avait fallu arracher des placentas adhérents ou réduire des utérus inversés. »

Nous citerons aussi, parmi ceux qui ont employé et qui préconisent ces injections intra-utérines antiseptiques dans les cas d'intervention, Hildebrand (1), Bardeleben (2), Munster (3), Frommel, Schröder, Spiegelberg (4). On a aussi proposé d'employer, dans les conditions dont il s'agit, le drainage et les irrigations permanentes de l'utérus. M. le Dr Langenbuch (5) a, depuis 1872, employé le drainage de l'utérus puerpéral dans le but de don-

(1) Berlin. Klin. Wochens, n° 42, octobre, 1878.

(2) Berlin. Klin. Wochens, n° 17, page 274, 1877.

(3) Die intrauterinen injectionen in Wochenbett. (Zeitschrift fur Geburtshülfe und gynœkologie. Bd 1, Heft 2, 1877.)

(4) Zeitschrift fur Geburtshülfe und gynækologie. B. V. H. 2, page 224.

(5) Die drainage der puerperalen uterus. (Zeitschrift fur Geburtshülfe und gynœkologie. Bd 2, Heft 1.)

ner une libre sortie aux sécrétions ; ce traitement est, d'après l'auteur, si complètement inoffensif que, dans un cas, le drain resta dix-neuf jours dans l'utérus sans provoquer le moindre accident. Aussi recommande-t-il cette mesure prophylactique dans les cas qui paraissent offrir un pronostic douteux.

Adrian Schücking (1) pratique et recommande, dans ces mêmes circonstances, l'irrigation permanente de l'utérus dont on trouvera plus loin une description détaillée.

Cas de mort intra-utérine du fœtus, de rétention du placenta et des membranes, de lochies fétides et d'accidents puerpéraux. — C'est surtout dans ces conditions que presque tous les auteurs reconnaissent l'utilité des lavages antiseptiques vaginaux et intra-utérins, et qu'ils en recommandent l'usage.

Fritsch (Volkmann, Klin. Vortrage p. 107), avance que le traitement d'une affection puerpérale sans injections est quelque chose d'irrationnel, un non-sens absolu.

De nombreux succès viennent à l'appui de cette manière de voir.

Un fait que nous devons tout d'abord signaler, c'est que Kehrer a prouvé que les lochies en apparence de bonne nature sont encore capables de causer l'inflammation et la fièvre, et même que leur virulence est à son summum dans les derniers jours de la perte. Si ces recherches sont exactes, il est évident que ce n'est pas seulement la fétidité des lochies qui doit nous conseiller l'usage des injections antiseptiques.

(1) Berlin. Klin. Woch, 1877, n° 26. Wie ist eine streng antiseptische Behandlung.....

Toutefois, d'après le Dr M. Lucas-Championnière, au savant ouvrage duquel nous avons déjà fait de si nombreux emprunts, dans la plupart des cas de lochies fétides, il suffirait de laver avec soin la vulve à l'acide phénique, et de maintenir en permanence à son ouverture une compresse mouillée d'eau phéniquée, ou de gaze antiseptique, pour que toute odeur disparaisse.

M le professeur Depaul et M. Gueniot (1) ne font pas d'injections intra-utérines ; mais, dans les cas de lochies fétides, ils font des injections vaginales avec une solution d'hydrate de chloral. M. Gueniot s'est également servi d'acide phénique.

M. Tarnier, dans les cas de lochies fétides et de rétention des membranes, fait des injections vaginales, soit phéniquées à 1 0/0, soit au permanganate de potasse à 1/000 ; dans certains cas il emploie même les injections intra-utérines faites avec la solution phéniquée au centième ; il a obtenu ainsi de très bons résultats.

Il en est de même de M. le professeur Pajot (2), qui s'est toujours bien trouvé des injections soit vaginales, soit intra-utérines ; aussi les conseille-t-il, convaincu de leur réelle efficacité.

Le Dr Greene (3), dans une discussion sur la fièvre puerpérale, s'est exprimé en ces termes : « La présence de caillots dans le vagin et dans l'utérus, ainsi que la constipation, peuvent déterminer des symptômes alarmants qui cèdent à l'usage des injections, ou des lavements. Une de mes accouchées fut prise, le quatrième jour d'un accouchement normal, de frissons et de douleurs abdominales. Je

(1) Thèse Rendu, 1879.
(2) Thèse Rendu, 1879.
(3) Transactions of the obstetrical Society of London, 1875.

fis des lotions vaginales avec une solution diluée d'hypochlorite de chaux ; les lochies étaient odorantes. Je prescrivis en même temps 5 gr. de calomel, et la guérison ne se fit pas attendre. »

Lorsque les eaux sont fétides, si l'enfant est macéré, ou s'il reste des débris de placenta ou d'enveloppe, Bischoff fait toutes les deux heures des injections soit vaginales, soit intra-utérines, avec une solution d'acide phénique à 2 0/0.

Playfair (1) recommande tout particulièrement l'emploi des irrigations intra-utérines antiseptiques après la délivrance ; il y a eu recours plusieurs centaines de fois, et il n'en a observé que d'excellents effets. Il s'en sert habituellement dans tous les cas où il a élévation de température et menace de fièvre ; il fait alternativement des injections avec du liquide de Condy et de la teinture d'iode.

Nous extrayons d'une lettre que M. Braxton Hicks (2) écrivait en 1879 à M. Joanny Rendu les passages suivants qui montreront combien cet auteur attribue d'importance aux lavages antiseptiques dans les cas d'accidents puerpéraux.

« Depuis que j'ai la direction des salles de la maternité de Guy's Hospital, c'est-à-dire depuis vingt ans, j'ai adopté pour règle générale, dans tous les cas où les lochies sont fétides, que le vagin doit être irrigué au moyen d'injections antiseptiques, et que, si l'odeur ne disparaît pas, l'utérus doit à son tour être traité par les mêmes irrigations.

« Nous y avons eu recours ces quatre dernières années d'une façon très active. Le lavages désinfectants doivent être faits avec toutes les précautions voulues et pas avant

(1) Thèse Rendu.
(2) Thèse Rendu.

le troisième jour qui suit l'accouchement. Si les injections sont faites dans les conditions que nous venons de signaler, les lochies deviennent temporairement moins infectes, et quelquefois tout à fait sans odeurs. Très souvent, un instant après l'injection, ou pendant les premières heures, la température du corps s'élève, mais bientôt elle tombe presque toujours jusqu'à son degré normal. Ordinairement, après 12 à 18 heures, elle s'élève de nouveau, mais, après une seconde injection, elle s'abaisse et ne s'élève plus que dans des cas très rares. Dans la plupart des endométrites, nous n'employons qu'une ou deux de ces injections; rarement on les répète trois ou quatre fois, et c'est seulement dans les formes graves d'endométrite gangréneuse.

« J'ai lu, il y a huit ans, à la réunion de l'Association médicale britannique, un mémoire intitulé : *De l'emploi des injections intra-utérines comme règle de pratique dans les cas de pertes fétides après l'accouchement.* Bien que je ne puisse fixer approximativement le nombre de mes observations, néanmoins il m'est permis d'affirmer que je n'ai jamais vu un seul cas dans lequel cette pratique ait été juivie de résultats défavorables, tandis qu'au contraire s'ai constaté un bénéfice énorme à la suite de leur emploi. Je me sers généralement d'eau iodée, ou d'une solution de permanganate de potasse, plus rarement d'une solution phéniquée. »

On trouve également dans la thèse de M. J. Rendu une lettre très intéressante de M. le Dr Carnofsky, de Saint-Pétersbourg, dont nous citerons le passage suivant :

« Nous n'employons pas du tout les injections intra-utérines comme moyen prophylactique chez les accouchées bien portantes, mais pour des maladies puerpérales qui commencent par des souffrances de la matrice. On en pratique six ou huit, en en faisant une seule par jour, et même une seule tous les deux jours ; nous avons employé : 1° l'eau bouillie ; 2° la solution d'acide phénique ; 3° le permagannate de potasse ; 4° l'acide salicylique. »

Piccini (1) recommande comme un excellent moyen de désinfection les lavages antiseptiques phéniqués de la cavité utérine, répétés deux ou trois fois par jour dans les cas d'accidents puerpéraux. D'après l'auteur, ces lavages auraient en outre l'avantage de produire une légère cautérisation qui favoriserait la cicatrisation de l'organe.

Spiegelberg, à la maternité de Breslau, ne fait habituellement, après l'accouchement, que des irrigations du vagin ; mais il pratique des lavages phéniqués à 2 0/0 de la cavité utérine toutes les fois qu'il y soupçonne la présence de matières septiques. Ces lavages intra-utérins sont, d'après l'auteur, d'une indication absolue lorsqu'il y a infection de la cavité utérine, ou rétention de matières septiques.

Fritsch, dans une appréciation de la valeur thérapeutique des injections et irrigations vaginales et intra-utérines, se demande si on doit appliquer le traitement antiseptique lorsque les accidents puerpéraux sont très avancés. Il pense que cette désinfection pourra toujours avoir une certaine influence ; mais, dans ces cas, on ne saurait trop compter sur la guérison de la maladie qui, selon l'expression imagée de l'auteur, marche alors avec la rapidité du vent. Il combat les idées de Kehrer qui pense que les membranes de l'œuf, les restes placentaires et les caillots de sang ne sont dangereux que pendant les trois ou quatre premières semaines.

(1) Annales de gynécologie, 1879.

Pour lui, il y a péril d'infection tant qu'il reste quelque chose dans la cavité utérine. Il veut donc qu'on ne suive pas sur ce point les conseils de Kehrer et qu'on retire toutes les matières nuisibles le plus vite possible ; c'est pour obtenir ce résultat que, d'après lui, l'on doit faire des injections dans le vagin et dans l'utérus. Voici du reste les conclusions de son travail publié dans le Volkmann, Klin. Vortrage, p. 107.

« 1° Chez chaque femme en couches on doit favoriser l'écoulement des lochies ; 2° après les opérations qui nécessitent l'application des instruments et l'entrée de la main dans la cavité utérine, dans les cas d'enfants morts, putréfiés, dans les cas de lochies fétides, ou lorsque la fièvre s'allume, il faut recourir aux injections de l'utérus ; 3° malgré les symptômes les plus graves de septicémie, on peut encore espérer obtenir la guérison par ces procédés. »

Munster, grand partisan des injections intra-utérines, donne la préférence à la solution d'acide salicylique (1 à 2 grammes pour 1000). Il injecte 1, 2 ou 3 litres, jusqu'à ce que le liquide revienne clair. Par ce procédé, il n'obtient pas seulement une action détersive sur la muqueuse utérine, mais il excite la contraction de la matrice, ce qui permet l'expulsion des caillôts, des fragments de membranes putréfiés...., et ce qui facilite l'évolution normale de l'organe. Comme moyen prophylactique, il conseille d'employer ces injections toutes les fois que l'une des parties de l'œuf se putréfiant peut devenir le point de départ d'un processus inflammatoire.

Pendant le semestre d'hiver 1876-77, Schulein a fait donner des injections phéniquées, vaginales, à la suite de tous les accouchements normaux, et intra-utérines à la suite des manœuvres, ou lorsque l'utérus gravide avait été le siège d'un écoulement fétide. De plus, toutes les fois qu'il a constaté une élévation de température chez les nouvelles accouchées, il leur a fait donner une injection phéniquée à 3 0/0 ou à 5 0/0. Il a pu ainsi obvier, dans tous les cas, aux complications utérines des couches, aux rétentions du placenta, aux lochies fétides, etc.

Il a, en effet, traité de cette façon 201 femmes sur 287 accouchées; sur ce nombre total, 7 sont mortes, mais pas une seule d'accidents puerpéraux; d'après sa statistique que nous publierons plus loin, les résultats de cette méthode seraient bien supérieurs à ceux que donnent les autres moyens thérapeutiques, eu égard surtout aux conditions matérielles défavorables de la clinique de Berlin.

Voici ses conclusions :

« 1° Les injections intra-utérines, faites avec précaution, sont tout à fait inoffensives ; 2° leur usage fait diminuer considérablement le nombre des fièvres puerpérales ; 3° leur emploi constitue un moyen prophylactique bien supérieur à tous les autres ; 4° elles ont une action des plus marquées sur la température qui s'abaisse très rapidement en quelque heures. »

Et l'auteur ajoute : « L'abaissement de la température « était si constant que je ne pouvais empêcher une infir- « mière novice d'appeler l'irrigateur : *régulateur* ; en effet, « la température et le pouls étaient régularisés par ces la- « vages utérins. »

Les recherches les plus étendues qui aient été entreprises sur ce sujet sont celles de Richter qui a fait des injections intra-utérines sur 3,000 femmes en couches. Il a pris les mêmes précautions que les cliniciens qui l'ont précédé ; pas plus qu'eux, il n'a eu à constater d'accidents à la suite des injections intra-utérines. En ayant égard aux nombreuses complications, les résultats furent très favorables. Comme Schulein, il a observé assez souvent, une heure après une seule injection intra-utérine, un abaissement rapide et passager de la température oscillant entre 0°,5 et 3°,5, ainsi qu'une diminution de 30 à 40 puls. par minute. Il a aussi constaté, comme Munster et d'autres, que, le matin, la température de ses malades était généralement plus élevée que le soir. D'après l'auteur, ce phénomène s'explique bien naturellement, quand on songe que le soir on prend la température des malades après tous les lavages de la journée, tandis que le matin on la prend avant toute injection.

Les lavages utérins, phéniqués à 2 et 3/100, et même à 5/100, employés par Richter pour combattre les endo et les paramétrites, ainsi que certaines formes graves de fièvre puerpérale, lui ont aussi donné des résultats très satisfaisants, et bien supérieurs à ceux qu'il avait constatés auparavant. Dans tous les cas d'endométrite et de paramétrite, l'efficacité de ces moyens a été presque instantanée.

Nous rapprocherons de ces résultats ceux obtenus par Munster qui se sert, comme nous l'avons dit, d'acide salicylique (1 à 2 gr. pour 1000). Il a employé 17 fois ces injections, 5 fois à la suite de rétention des lochies, 12 fois à la suite d'endo ou de paramétrite. Dans les cas de rétention lochiale, il suffit de peu d'injections pour dissiper tous les symptômes inquiétants. Il a eu un cas de mort, par suite, il est vrai, d'une endométrite diphthéritique, contre laquelle les injections intra-utérines doivent être aussi impuissantes que tous les autres traitements.

Nous citerons sur le même sujet le passage suivant de Winckel dont M. le Dr Ribemont a eu l'obligeance de nous communiquer la traduction : « Non seulement il n'est pas téméraire, mais il est expressément indiqué, dans les cas graves, d'employer, d'une façon plus large qu'on ne l'a fait jusqu'à ce jour chez les accouchées, les injections intra-utérines. J'ai, depuis de longues années, bien qu'au début avec crainte et timidité, employé ce moyen dans les différentes affections suites de couches, et la plupart du temps en présence d'un grand nombre d'étudiants et de collègues. La maladie contre laquelle j'en ai fait usage est l'endométrite catarrhale ou dipthtéritique, principalement due à la rétention du délivre et des membranes. Lorsqu'il n'y a qu'écoulement fétide, suite d'endométrite, des injections vaginales répétées toutes les deux heures suffiront; mais dans les cas d'enfant mort, ou macéré, de rétention des membranes, il faut les faire directement dans la cavité utérine.

« Les résultats obtenus par cette méthode ont été des plus satisfaisants; bien des fois, on prit la température après l'injection, et on la compara à celle qu'on avait trouvée auparavant, sans qu'on observât rien d'anormal.»

M. le professeur Bouchacourt (1) est grand partisan des injections intra-utérines dans les cas de rétention partielle du placenta. Depuis qu'il a recours à ce moyen, il ne s'effraie plus de la rétention dans l'intérieur de l'organe d'une portion de délivre, car les injections finissent toujours par amener sans violence la sortie du corps étranger. Il applique la même méthode pour combattre les cas de lochies fétides avec ou sans séjour de caillots putréfiés dans la cavité utérine; le liquide employé est la décoction de roses de Provins, l'infusion de camomille ou de sauge, additionnées soit de cognac, soit d'alcool phéniqué, ou simplement

____

(1) Thèse Rendu.

Labesque,   4

d'acide phénique, soit quelquefois de perchlorure de fer (2 à 4 gr. par 1.000 d'eau).

M. le Dr Polaillon (1) a aussi obtenu des guérisons dans des cas de rétention du placenta par l'emploi d'injections antiseptiques de chlorure de chaux.

Pendant notre année d'externat à l'hôpital Lariboisière, nous avons entendu dans plusieurs circonstances notre maître, M. le Dr Siredey, préconiser hautement les injections intra-utérines phéniquées dans les cas de rétention des membranes, et nous avons pu constater les heureux résultats de cette méthode sur celles de ses accouchées qui étaient atteintes de semblables accidents.

Dans les cas où une portion de placenta, ou de sang caillé, est restée dans la cavité utérine, le premier soin doit être, d'après Williams Wynn, de l'enlever, puis de laver à fond le vagin et la cavité utérine avec un liquide antiseptique ; c'est la solution de teinture d'iode à laquelle il donne la préférence pour cet usage. « Le médecin, poursuit-il, « ne doit pas se contenter de dire à la garde malade ce qu'elle a à faire ; mais il faut qu'il assiste à l'opération, et, ce qui est bien préférable, qu'il la fasse lui-même. Quand il existe une eschare, on doit la seringuer fréquemment. »

Park (2) conseille, dans les cas où il y a lieu de soupçonner que la source et l'origine du mal résident dans l'utérus lui-même, par suite soit d'un morceau de placenta adhérent, soit de membranes fétides, soit d'un caillot décomposé ou de lochies corrompues, d'explorer tout d'abord l'intérieur de l'organe et d'enlever la cause du mal. Le

(1) Thèse Komorowski. Paris, 1876.
(2) Glascow med. journal, vol XIV, page 296.

meilleur moyen d'arriver à ce résultat est d'introduire la main, préalablement graissée, dans l'utérus, d'en retirer toutes les matières nuisibles et, avant d'enlever la main, d'irriguer soigneusement l'intérieur de l'organe avec une solution désinfectante (le liquide de Condy est très propre à cet effet). L'auteur prétend que l'utérus peut être exploré dans ce but jusqu'à la troisième semaine après l'accouchement, et il rapporte une observation de Mathews Duncan qui, dans un cas rapidement grave, avait fait une semblable exploration utérine et retiré un morceau de placenta décomposé, ce qui permit d'arriver à la guérison. Cette opération pourra être plus efficace encore si on laisse dans le vagin un petit tampon de ouate imprégné de glycérine, de thymol ou d'iodoforme. Par ce moyen on peut, en effet, espérer un commencement d'exosmose des humeurs viciées qui seront en même temps désinfectées.

Dans tous les cas de fièvre après l'accouchement, on peut recommander l'exploration utérine ; mais, en règle générale, il faut avoir recours aux injections, non seulement comme moyen prophylactique, mais encore comme moyen curatif. D'autres auteurs prétendent que, dans ces mêmes cas, il faut se contenter de faire des injections intra-utérines antiseptiques, et attendre que toute déchirure du canal génital soit complètement guérie ; car, si on faisait, disent-ils, une exploration prématurée, le tissu cicatriciel de formation récente se déchirerait, et on rouvrirait ainsi une porte aux germes infectieux.

D'après James Hunter (1), les injections intra-utérines sont d'une indication absolue toutes les fois que dans les cas de rétention placentaire, la fièvre septique est à redou-

(1) Thèse Rendu, 1879.

ter, ou bien lorsqu'on soupçonne cet accident à cause de l'élévation de température. « Dans ces cas », dit-il, « nous faisons libéralement des injections d'eau tiède phéniquée, et nous les continuons tant que la température reste élevée. »

Eisenmenger, en 1853, faisait déjà en Allemagne, et avec succès, dans les cas d'infection putride, des injections intrà-utérines d'eau et de charbon pulvérisé.

M. le D' Guyot (thèse de Paris) rapporte des observations dans lesquelles M. le D' Réal a traité avec succès quatre femmes atteintes de lochies fétides, par des injections de teinture d'iode.

Dans une discussion sur la fièvre puerpérale, le D' Tilt (1) s'est exprimé en ces termes : « Je pense que les médecins qui se trouvent dans cette enceinte conviendront avec moi qu'ils ont été fréquemment frappés de l'odeur infecte qui s'exhalait quelquefois de la chambre des accouchées ; aussi ne devons-nous point nous en rapporter au témoignage des garde-malades comme nous le faisons fréquemment. On doit examiner soi-même si les lochies sont fétides, et, dans ces cas, je pense que les injections vaginales ne sont pas suffisantes, mais qu'il nous faut recourir aux injections intrà-utérines. J'en parlais, il y a quelques semaines, avec M. le professeur Stoltz, et il me disait que, depuis quatorze ans, il avait l'habitude de faire des injections intra-utérines lorsque les lochies sont fétides, et qu'il en obtenait les meilleurs résultats. C'est là un témoignage de plus en leur faveur, non seulement parmi nous, mais dans les contrées voisines. Il y a aussi beau-

(1) Transactions of the obstetrical Society of London. (London 1875.)

coup d'autres raisons qui les recommandent. Je veux parler de la rapidité avec laquelle sont écartés les plus mauvais symptômes de la fièvre puerpérale lorsque l'on a lavé l'utérus deux fois par jour avec un liquide désinfectant. »

M. le professeur Stoltz, après une longue expérience des injections intra-utérines, conclut qu'elles doivent être réservées pour des cas spéciaux, tels que : putridité des lochies, endométrites, résorption putride ; dans ces cas, les résultats obtenus par ce célèbre accoucheur ont été généralement favorables, et dans quelques-uns les injections intrà-utérines ont manifestement fait disparaître toute menace d'infection.

M. le Dr Fochier, de Lyon, a une telle confiance dans les injections intra-utérines, qu'il va jusqu'à dire : « Lorsque l'utérus est volumineux, et les pertes fétides, il vaudrait mieux, si les injections étaient douloureuses pour la femme, donner du chloroforme, plutôt que d'y renoncer. »

Enfin, nous citerons parmi les médecins qui, dans les cas que nous venons de passer en revue, préconisent et emploient les injections intrà-utérines :

En France, MM. Hervieux, Campbell, Courty, Laroyenne, Boudet.......

En Allemagne, MM. Ahllfeld, Kustner, Haase, Beinlich, Zweifel, Fehling, Olshausen.......

En Angleterre, MM. Mathews Duncan, Macdonald, Glower, Mayo Robson.......

En Italie, MM. Tibore, Chiara.......

En Amérique, MM. Chadwick (1), Saint-Clair, de Boston (2).......

(1) Société américaine de gynécologie. New-York, Med. Record, 187
(2) Idem., 1879.

Nous signalerons, en terminant, la méthode recommandée tout récemment par le Dr Netter, qui écrit dans la *Revue médicale de l'Est*. — Cet auteur pense que le liquide sécrété pendant la péritonite aiguë, n'a de propriétés nuisibles qu'à cause de sa trop grande concentration, et que, largement dilué d'eau, il pert ses propriétés. Aussi recommande-t-il l'injection d'une quantité suffisante d'eau tiède dans l'intérieur de la cavité péritonéale.

Des déchirures du périnée. — Tout le monde sait que le passage de la tête de l'enfant à travers les parties génitales de la mère, ou son séjour prolongé dans le canal vulvo-vaginal, peut produire des plaies et des déchirures de la muqueuse qui peuvent devenir aussi des portes ouvertes aux germes infectieux ; parmi ces lésions, les plus importantes sont, sans contredit, les déchirures du périnée. Dans la grande majorité des cas, elles sont très légères et guérissent sans intervention. Mais il arrive quelquefois qu'elles sont très étendues et elles nécessitent alors des opérations chirurgicales qui n'entrent pas dans notre sujet. Toutefois, au point de vue de l'accouchement antiseptique, ces déchirures légères ou considérables doivent attirer notre attention.

Mayo-Robson (*Med. Times*, 1879, p. 37) explique, en effet, que la fièvre puerpérale est plus fréquente chez les femmes primipares que chez les femmes multipares, par ce fait que les déchirures du périnée se voient plus souvent chez les premières que chez les secondes.

Bischoff, l'accouchement terminé, recherche avec soin, dans les organes génitaux, toutes les plaies de la muqueuse vulvaire et les lave avec une solution phéniquée à 10 p. 100.

Les déchirures profondes sont suturées avec le catgut. Celles du périnée et les incisions latérales sont réunies avec un fil d'argent sous le nuage phéniqué.

Quant à Winckel, il recommande aussi de prendre les mêmes précautions, de rechercher soigneusement les lésions de l'entrée du vagin et de ne pratiquer les sutures du périnée que sous le nuage phéniqué.

Max Runger fait les sutures immédiatement après l'accouchement.

Pour les lésions légères, il se contente de faire des applications de poudre d'amidon salicylée de Fehling (un gramme d'acide salicylique pour 5 grammes d'amidon).

Fehling et Zweifel agissent de même et se félicitent des heureux résultats obtenus.

Quant aux médecins français (Tarnier, Lucas-Championnière, etc., etc.) ils veulent qu'immédiatement après l'accouchement, lorsqu'il y a eu quelque lésion de la vulve, du vagin ou du périnée, on la lave avec grand soin avec la solution phéniquée forte.

Il faut faire d'ailleurs, ainsi que nous le savons, dans tous les cas une application permanente de compresses imbibées d'eau phéniquée.

MANUEL OPERATOIRE

L'appareil à employer se compose : 1° D'un conducteur utérin ; 2° d'un récipient.

Voici le manuel opératoire que nous recommandons, qui est le plus généralement adopté en France, et que nous empruntons en partie à la thèse de M. Joanny Rendu :

§ 1. — *Appareil instrumental.*

L'appareil instrumental est fort simple ; il se compose :
1° d'un conducteur utérin ; et 2° d'un récipient.

1° *Conducteur utérin.* — Le col utérin est assez largement entr'ouvert, les premiers jours qui suivent l'accouchement, pour qu'on puisse se servir d'une sonde ordinaire sans s'exposer à voir le liquide rester dans l'utérus Toutefois, pour éviter cette circonstance fâcheuse, il est bon d'avoir à sa disposition des sondes à double courant.

Si le liquide est caustiqne, contenant, par exemple, de l'acide phénique, on prévient la cuisson résultant de son passage sur la vulve, en mettant préalablement à ce niveau un peu de cérat phéniqué.

Schülein se sert, pendant les premiers jours, des tubes de verre de Hildebrand, qui ont une longueur de 0,20 centimètres et sont un peu incurvés au milieu, parallèlement à l'axe du bassin, pour la facilité de l'introduction. Le diamètre de leur orifice est de 0,01 centimètre. Chacun de ces tubes de verre communique, par un tube de caoutchouc, avec un irrigateur d'Esmarch, contenant un litre de liquide, et tenu à environ un mètre de hauteur. A partir du cinquième ou sixième jour, il employe un cathéter à double courant. Richter se sert de tubes de verre semblables, mais plus petits, à peine de la grosseur du petit doigt, si bien qu'il peut mener de cetle façon le traitement jusqu'au bout. Chaque malade a le sien, et c'est toujours avec ce même tube que se pratiquent les irrigations vaginales et utérines. Ces tubes sont brisés à leur sortie, ou mis [dans de l'eau phéniquée pendant un mois, avant de resservir. Cette question d'un conducteur utérin ne manque pas d'importance, croyons-nous, au point de vue de la contagion, surtout dans une Maternité.

Voulant rendre la méthode aussi peu désagréable que possible et éviter au médecin le contact des lochies, le Dr Chamberlain a adopté un tube de verre trempé, pour les injections intra-utérines. Il est long de 0,38, épais de 0,019 millimètres ; arrondi à son extrémité libre, il présente une courbe favorable à l'introduction et est percé de trous disposés de tous côtés. On l'introduit dans le vagin sans avoir besoin de le guider avec le doigt. Au moyen d'une petite manœuvre, que M. Chamberlain dit devenir très facile à la longue, on glisse la pointe mousse dans l'orifice du col, et on l'introduit jusqu'au fond de l'utérus qui peut être ainsi entièrement irrigué sans que la main du médecin se trouve en contact avec les lochies.

2° *Récipient.* — Il peut consister en une seringue de grandes dimensions, de métal ou de verre, ou bien en un vase quelconque tenu à une certaine hauteur au-dessus de la malade, et muni d'un tube flexible en communication avec la sonde.

3° *Température.* — Les irrigations désinfectantes se donneront tièdes. Toutes celles que nous avons pratiquées, cependant, étaient à la température de la salle, c'est-à-dire assez froides, et n'ont été suivies d'aucun accident. Néanmoins, comme l'indique Lebert, il est préférable qu'elles soient à 20° ou 25° centigrades.

§ 2. — *Position à donner à la femme. — Opération.*

1º *Position à donner à la femme.* — On fait rapprocher la femme du bord du lit, et l'on place sous son siège un coussin résistant, qui facilitera l'abaissement du pavillon de la sonde. Les membres inférieurs sont ensuite enveloppés dans des couvertures chaudes, pour éviter le refroidissement, puis écartés et à demi fléchis sur le bassin. En laissant ainsi la femme dans le décubitus dorsal, on réalise, comme le fait remarquer Schröder, la position dans aquelle l'entrée spontanée de l'air dans l'utérus est le moins facile.

2º *Opération.* — Etant placé à la droite de la malade, on porte l'extrémité de l'index de la main droite que l'on tient en supination, jusque sur la lèvre postérieure du col. Ceci fait, un aide présente la sonde ajustée au tube de l'irrigateur. De la main gauche on la saisit près du pavillon, et pour bien éviter de pousser de l'air dans la cavité utérine, on ouvre le jet avant d'en faire pénétrer le bec dans le vagin. On conduit alors celui-ci doucement, sur la face palmaire de l'index, jusqu'à l'orifice externe, que l'on franchit, ainsi que l'orifice interne, avec le plus de ménagement possible. Il n'est pas nécessaire de dépasser ce dernier de plus de cinq ou six centimètres, car on s'exposerait à heurter la paroi utérine, ce qu'il faut soigneusement éviter. On donne alors au jet la force que l'on juge convenable, tout en imprimant à la sonde de légers mouvements de rotation sur son axe, pour bien nettoyer également toute la surface de la muqueuse utérine.

Dans chaque lavage on commence par ouvrir le jet

à moitié, et c'est ensuite qu'on l'ouvre en plein. Il est prudent, toujours par crainte de l'entrée de l'air, de retirer la sonde avant l'épuisement complet du liquide ; on en profite alors, surtout s'il y a des plaies, pour irriguer le vagin, et en dernier lieu la vulve.

Nous terminerons ce chapitre par les conclusions de Winckel au sujet des précautions à prendre dans l'emploi des injections :

1° On doit faire les injections lentement et avec de l'eau tiède ;

2° La canule ne doit contenir aucune bulle d'air ;

3° La solution employée pour l'injection ne sera pas rop concentrée ;

4° On commencera par de petites quantités ;

5° Les injections ne doivent être abandonnées ni aux garde-malades, ni aux sages-femmes ; le médecin doit toujours les faire lui-même.

OBJECTIONS A LA MÉTHODE DES INJECTIONS ET DANGERS DE CETTE MÉTHODE.

Nous venons de voir combien la méthode des injections vaginales et intra-utérines a de partisans parmi les accoucheurs, surtout parmi les médecins allemands qui, pendant le travail, et après des accouchements réguliers et sans accidents, vont même jusqu'à en recommander l'emploi dans un but purement *prophylactique*. Nous sommes certainement bien loin d'être contraire aux injections vaginales et intra-utérines ; devant les faits constatés et les magnifiques résultats obtenus, nous ne pouvons qu'en préconiser l'usage ; mais nous croyons qu'on ne doit pas en abuser et suivre de tous points les conseils donnés par les médecins d'Outre-Rhin. Aussi ne saurions-nous trop conseiller de ne point se départir des sages préceptes de nos maîtres français qui ont su ne retenir de la méthode que ce qu'elle avait de véritablement bon et utile.

En France, les médecins-accoucheurs les plus autorisés ne font des injections vaginales et intra-utérines que lorsqu'il y a eu intervention quelconque, ou lorsque se produisent soit des accidents dus à la rétention des membranes, à des écoulements fétides vaginaux, soit des accidents puerpéraux. C'est dans ces dernières conditions que nous nous en déclarons avec eux grand partisan. D'ailleurs il est un fait certain, c'est que beaucoup de médecins étrangers, même Allemands, qui tout d'abord préconisaient les injections et les irrigations vaginales et intra-utérines dans tous les cas, en sont venus en présence des complications qu'elles peuvent entraîner, à en limiter l'emploi aux accidents que nous avons mentionnés plus haut.

On ne peut nier, en effet, qu'à la suite d'injections répétées on ait observé des douleurs violentes dans l'abdomen, des frissons, de la fièvre, des métrites, des péritonites, enfin des syncopes qui, dans quelques cas, très rares il est vrai, se sont terminées par la mort. Les principales objections qu'on ait faites à la méthode reposent sur quelques faits cliniques qu'ont observés des hommes éminents et qui ont trait aux points suivants :

1° Pénétration des liquides injectés par les trompes de Fallope dans la cavité péritonéale ;

2° Pénétration du liquide dans les sinus béants de l'utérus ;

3° Production d'hémorrhagies ;

4° Ebranlement nerveux ;

5° Pénétration de l'air dans les sinus utérins béants ;

6° Accidents d'intoxication dus à la solution antiseptique injectée. (Nous étudierons ce dernier groupe de faits à
propos du choix de l'antiseptique.)

1° et 2° Vers l'année 1840, il arriva maintes fois que des
femmes succombèrent rapidement à des péritonites survenues après injections ; aussi Lisfranc procrivit-il l'emploi
de toute injection excitante ou astringente à l'exception de
celles nécessitées par des catarrhes utérins mettant en
danger l'existence des malades.

Hourmann (1) a publié un cas dans lequel, immédiatement après le premier coup de piston donné pour lancer
une injection de décoction de feuilles de noyer, la malade
poussa un grand cri, fut bientôt prise de frissons et atteinte
d'une péritonite grave dont elle ne guérit que difficilement.
Les mêmes accidents se présentèrent chez deux malades
de Bretonneau.

Oldham (2) raconte qu'à la suite de l'injection d'un
drachme d'eau tiède faite avec un cathéter élastique, la
malade éprouva de fortes douleurs qui disparurent rapidement; on voulut renouveler la tentative, mais de violents
symptômes inflammatoires suivis de péritonite se décla-
rèrent rapidemment.

Retzius (3) qui faisait, depuis longtemps et sans avoir eu
d'accidents, des injections dans les cas de blennorrhagies
utérines et d'endométrites, rapporte qu'en 1850, neuf minutes après l'injection d'une solution de 10 grammes de ni-

(1) Extrait du Bull. de thérapeutique; t. XIX, page 60.
(2) Schmidts'Jahrbücher, L. X, 189.
(3) Neue Zeitschrift, Bd XXXI, 392.

trate d'argent dans une once d'eau, une péritonite généralisée se déclara brusquement. Toutefois la malade guérit.

Noeggerrath(1), sur quatre cas d'injections intra-utérines,
a vu survenir trois fois une grave péritonite; une des quatre
malades succomba. Nous citerons encore deux observations
de M. Bailly lequel a observé, à la suite d'injections vaginales, deux péritonites qui d'ailleurs se terminèrent rapi-
ment par la guérison.

Plusieurs auteurs ont pensé que de semblables accidents
péritonitiques pouvaient être attribués à l'introduction du
liquide de l'injection dans le péritoine par les trompes de
Fallope. M. le Dr J. Rendu, dans sa thèse, après avoir analysé les différents travaux faits sur ce sujet, conclut à l'im-
possibilité du passage des liquides, par les trompes, dans
le péritoine.

Il cite à l'appui de son dire les expériences de Danyau
qui déclara en 1846, à la Société de chirurgie, avoir expérimenté soit seul, soit avec Hourmann, sur des cadavres de
femmes nouvellement accouchées. Il ne lui aurait jamais
été possible de faire pénétrer le liquide de l'injection dans
les trompes, tandis que souvent il l'aurait vu refluer dans
les veines de l'utérus.

A Lyon, en 1869, M. Delore, trouvant, à l'autopsie d'une
femme morte de fièvre puerpérale, de la sérosité purulente
dans l'abdomen, s'était demandé si le pus avait passé de
l'utérus dans la cavité péritonéale par les trompes. Pour
s'en rendre compte il fit une injection dans l'utérus d'une
femme qui avait succombé à la fièvre puerpérale ; le liquide
s'accumula dans l'utérus mais ne pénétra point dans le péritoine.

(1) Monatsschrift für Geburtskunde, Bd 19, 366.

M. Fontaine (thèse de Paris, 1869) relate une série d'expériences faites par lui, et portant sur sept femmes mortes quelques jours après l'accouchement. Voici ses conclusions : « Le liquide ne passe de l'utérus dans le péritoine avec une pression faible (colonne d'eau de 10 centimètres environ) que lorsqu'on a introduit une canule dans l'ostium utérinum. Dans tous les autres cas, où une ligature était jetée sur le col, si on faisait arriver l'eau dans la cavité de la matrice, il fallait une pression de 15 à 20 centimètres d'eau au minimum ; elle doit aller parfois jusqu'à 2 mètres avant que le liquide reflue. » (On s'est toujours assuré de la liberté du canal tubaire).

Dans un cas où l'injection ne pouvait d'abord se frayer une voie, il a suffi d'un simple cathétérisme avec un stylet pour rétablir la perméabilité. Comment a agi l'instrument ? Probablement en refoulant quelques mucosités plus ou moins adhérentes qui faisaient office de bouchon. « Sur l'un de nos utérus », continue M. Fontaine, « les voies tubaires étaient totalement oblitérées. Plusieurs fois nous avons remarqué qu'il y avait dans la trompe droite une résistance plus considérable au passage du liquide, que rien n'expliquait. La difficulté que l'on rencontre au niveau de l'ostium utérinum une fois vaincue, on peut diminuer la pression sans pour cela cesser de voir fluer le liquide au niveau des pavillons ; il semble que le développement excentrique qu'a subi l'utérus contribue à dilater ce petit orifice. Des injections faites brutalement au niveau des angles n'ont jamais laissé voir trace de reflux.

« Dans toutes ces expériences nous nous servions d'une pression constante maintenue pendant un temps assez long, ce qui augmentait de beaucoup la puissance de pénétration. De plus, l'issue en retour étant interrompue par la ligature du col, l'utérus se développant tendait à devenir globuleux ; de là une ampliation excentrique favorable à la dilatation de l'orifice ostial. »

Vidal de Cassis, Petit et Astros instituèrent sur le même sujet des expériences sur neuf cadavres de femmes en dehors de l'état de gestation ; le col utérin ayant été préalablement lié sur la canule introduite, ils poussèrent par cette dernière des injections forcées avec une seringue à injections artérielles. Le liquide passa dans les vaisseaux de l'utérus, et, traversant les trompes, arriva jusque dans le péritoine ; avec des injections modérées le liquide ne passa jamais dans le péritoine, pas même une seule fois dans les trompes ; il reflua toujours dans le vagin entre la canule et le col.

En 1863, Klemm (1) a répété ces expériences à Leipzig et a prouvé de nouveau que, lorsque le col utérin n'est pas lié, le liquide revient toujours vers le col sans jamais pénétrer dans les trompes. Dans 3 cas seulement sur 18, et chez des malades qui avaient l'orifice du museau de tanche très étroit, Klemm a trouvé que le liquide d'injection teint en bleu et poussé avec une force moyenne avait pénétré dans les canaux veineux de l'utérus et dans les ligaments larges, ce qui confirmait les résultats obtenus par Astros et Petit.

En 1868, M. Alphonse Guérin (2) fit l'expérience suivante sur le cadavre d'une femme qui était morte deux mois après l'accouchement. Il introduisit une sonde dans le col utérin, et, après avoir solidement lié celui-ci sur la sonde, il poussa de l'eau à l'aide d'une seringue. Le liquide ne sortant pas, il poussa plus fortement et vit alors le li-

(1) Ueber die Gefahren der interjectionen inaug. dissert. Leipzig, 1863, p. 16, 18, 23.
(2) Académie de médecine, séance du 29 sept., 1868.

quide s'échapper goutte à goutte par l'orifice des trompes ;
il en conclut que le liquide pouvait passer de l'utérus dans
le péritoine, et il déclara à l'Académie de médecine que la
pratique des injections était très dangereuse.

Toutefois nous ne saurions admettre les conclusions de
ce savant chirurgien. Il avait lié le col utérin sur la sonde
et il lui avait fallu pousser fortement pour arriver à un résultat. Il s'était donc placé dans des conditions tout à fait
différentes de celles que présente la femme en couches dont
l'utérus est si largement ouvert.

Enfin on a avancé que des injections même vaginales pouvaient être suivies de pénétration du liquide à travers les
trompes jusque dans le péritoine. M. Bailly cite deux cas
de péritonite qui seraient survenus à la suite de semblables
injections, et qui, d'après l'auteur, seraient dus au passage du liquide dans le péritoine par les trompes de Fallope. De même, Madden rapporte un cas de métro-péritonite
consécutive à une injection vaginale astringente, et dont il
attribue la cause au passage du liquide, par les trompes,
dans le péritoine. Madden (1) cite aussi des cas semblables
relatés par Tilt, Bennet, Bernutz.

M. le professeur Guyon (Étude sur les cavités de l'utérus
à l'état de vacuité) a fait à ce sujet des expériences qui semblent concluantes et qui prouvent que, dans ces conditions,
le passage est absolument impossible; que, par conséquent,
on doit attribuer les accidents, observés dans ces cas, à
une autre cause. Ce savant expérimentateur fit, après
avoir préalablement lié le vagin sur la canule, des injections vaginales d'eau colorée avec de l'encre. La cavité
du col seule fut colorée dans une hauteur de 1 centimètre

(1) Annales de gynécologie française, p. 77, t. VII.

environ. Jamais le liquide ne pénétra dans l'utérus, et à plus forte raison dans les trompes.

Des considérations précédentes on peut donc conclure que la pénétration du liquide dans la cavité péritonéale par les trompes doit être excessivement rare, et ne peut avoir lieu que dans des conditions non seulement toutes particulières, mais presque toujours irréalisables. Toutefois, malgré ces faits, nous ne serons pas sur ce point aussi affirmatif que M. J. Rendu qui regarde, comme nous l'avons dit plus haut, la chose comme tout à fait impossible, et nous adopterons l'opinion de Winckel qui, après avoir analysé et discuté les expériences faites sur le sujet, s'exprime en ces termes : « D'autres fois on ne peut graduer suffisam-
» ment la force du courant pour éviter qu'un peu de liquide
» soit peut-être poussé à travers les trompes jusque dans la
» cavité péritonéale. »

Mais si, d'après les expériences faites, il est bien difficile d'expliquer les péritonites consécutives aux injections par le passage du liquide par les trompes dans la cavité péritonéale, on ne peut nier que cette pénétration ne puisse avoir lieu par les sinus utérins béants jusque dans les ligaments larges.

Nous avons rapporté plus haut les faits constatés par Klemm qui avance que, dans trois expériences sur dix-huit, le liquide avait pénétré dans les canaux veineux de l'utérus. On peut nous objecter que Klemm a fait ses expériences sur des femmes en dehors de l'état puerpéral, et chez lesquelles le col, nous le répétons, étant très étroit, le liquide ne pouvait que difficilement refluer. Mais cette objection ne peut atteindre les faits de Danyau qui ont été constatés chez de nouvelles accouchées, et d'ailleurs l'étroitesse du col chez les femmes non gravides est pour nous plus que compensée, au point de vue qui nous occupe, par la dilatation des veines de l'utérus puerpéral. Ces veines atteignent en effet la grosseur d'une plume de corbeau, d'où résultent des conditions très favorables à la pénétration des liquides dans les sinus et dans les ligaments larges, pénétration qui, d'après Winckel, montre et explique le mécanisme de la prompte invasion de la métrite et de la péritonite après certaines injections.

Nous nous rangeons à cet avis et nous trouvons là l'explication la plus plausible des faits constatés tant par les expériences cadavériques que par les observations cliniques.

M. Fontaine, ayant aussi observé quatre cas de péritonite survenus à la suite d'injections, donne de ces faits une explication trop ingénieuse pour que nous ne la rappelions pas ici ; il s'exprime en ces termes : « Le premier de ces « faits ayant frappé vivement notre attention, nous cher- « châmes à nous en rendre compte en examinant quel pou- » vait être, sur le cadavre, le point de départ de ces explo- « sions péritonitiques. Nous ne tardâmes pas à nous con- « vaincre que, dans quelques cas, en dehors de toute phlo- « gose péritonéale, il existe une salpingite produisant dans « le conduit tubaire, et surtout dans la portion avoisinante « du pavillon, une certaine quantité de pus. Il suffit alors « de presser même légèrement sur la paroi abdominale « molle et flasque pour faire sourdre, sur les franges, plu- » sieurs gouttes de pus purulent plus ou moins épais ; ce qui « suffit, sur un péritoine déjà prédisposé à l'inflammation « par le travail de l'accouchement, pour faire éclater la pé- « ritonite. Or, n'est-il pas possible, lors de l'injection, si on « ne prend pas certaines précautions dans la manœuvre, « dans les déplacements que l'on fait subir à la malade, si « surtout on combine le palper au cathétérisme, de voir

« survenir une péritonite par un mécanisme analogue (épan-
« chement de pus)? »

3º On a prétendu que les injections intra-utérines, faites
pendant les jours qui suivent l'accouchement, déterminent de fréquentes hémorrhagies, que le liquide soit pro-
jeté avec une force suffisante pour détacher les caillots fer-
mant l'entrée des sinus, ou bien que ces thrombus soient
brusquement soulevés par le bec même de la sonde. On a
soutenu aussi que ces hémorrhagies pouvaient être assez
considérables pour mettre la vie des femmes en danger, et
que, dès lors, on devait renoncer à cette méthode de traitement.

Richter, Munster, Schulein, Schröder, Ahllfeld, signalent
cet accident à titre de rareté, et comme n'ayant aucune conséquence fâcheuse. Gruenewald, grand partisan des injections
intra-utérines, a noté également des hémorrhagies qu'il
explique en disant que les liquides injectés entraînent les
caillots peu solides qui oblitèrent les orifices des vaisseaux
et que dès lors il se produit une hémorrhagie.

L'opinion du Dr Carnofsky qui, comme nous l'avons vu
plus haut, a employé très fréquemment les injections intra-
utérines et en a obtenu de nombreux succès, est toutefois
de n'en pas faire usage dans l'endométrite placentaire, cas
dans lequel il les estime dangereuses. Il s'exprime ainsi :
« Avec le liquide qui découle, on voit sortir des caillots ; il
« s'en suit toujours des hémorrhagies plus ou moins con-
« sidérables qui n'apparaissent quelquefois qu'au bout de
« quelques heures. Dans les cas plus ou moins douteux,
« nous donnons, pendant les vingt-quatre heures qui pré-
« cèdent les injections, de la poudre de seigle ergoté, ou de
« l'ergotine, et nous n'abordons l'injection que lorsque la

« matrice est devenue assez dure et que ses contours sont
« bien prononcés. »

Cette précaution ne nous paraît pas être sans utilité. Le
même auteur recommande aussi de ne pas faire les injections avant le troisième jour qui suit l'accouchement; « pres-
« que dans tous les cas où elles ont été employées plus tôt,
« nous avons vu, » dit-il, « survenir des hémorrhagies, ou
« bien se développer rapidement des tumeurs paramétri-
« ques autour de la matrice. On observe les mêmes acci-
« dents quand on emploie un courant trop vif, ou bien
« lorsque le liquide est retenu dans la matrice et qu'il s'est
« fait une distension de la cavité de celle-ci. En général
« cependant, l'apparition des petits empâtements, et le
« gonflement du tissu cellulaire autour de la matrice sont
« des phénomènes qui se répètent assez souvent quand on
« a recours aux injections intra-utérines ; ordinairement ils
« disparaissent rapidement et sans laisser de traces ; mais
« quelquefois ils sont suivis de tumeurs paramétriques bien
« prononcées qui se dissipent également presque toujours.
« Nous n'avons pas eu l'occasion d'observer de cas mor-
« tels. »

Nous estimons que M. Carnofsky s'est exagéré les dangers des hémorrhagies dans ces conditions; retenons seulement les sages conseils qu'il a donnés : ne faisons pas
d'injections intra-utérines, sauf indications spéciales, avant
le quatrième jour, afin de donner aux caillots qui bouchent
les sinus utérins le temps de prendre de la consistance, et
dans les cas où les circonstances obligeraient à pratiquer
les injections intra-utérines avant ce temps, qu'elles soient
précédées par l'ingestion de seigle ergoté, ou par une injection d'ergotine, afin de prévenir tout accident hémorrha-
ique qui pourrait survenir.

Les hémorrhagies peuvent aussi être causées, avons-nous dit, par le détachement des caillots qui ferment l'ouverture des sinus sous l'action du bec de la sonde. Cet accident ne peut être imputé qu'à l'opérateur ; c'est pourquoi celui-ci doit introduire le cathéter avec beaucoup de prudence, sans force, et s'arrêter toutes les fois qu'il rencontre la moindre résistance ; le liquide de l'injection ne doit pas être lancé avec force, mais avec beaucoup de modération... Nous renvoyons du reste sur ces divers points au manuel opératoire.

4° On a reproché aussi aux injections intra-utérines de provoquer quelquefois des frissons, de la fièvre, de l'excitation nerveuse, qui dans quelques cas très rares se sont terminés par la mort.

Spiegelberg, Schröder, Gusserow, signalent des frissons survenus à la suite d'injections intra-utérines. M. le Dr Lucas-Championnière, qui a bien voulu nous faire part de son expérience sur ce point particulier, nous a dit avoir observé la persistance de la fièvre chez trois accouchées malgré l'emploi répété des injections. Il pensa que celles-ci pouvaient bien en être la cause, et il les fit suspendre ; quelques heures après, la température qui était de 39° environ, redescendit à la température normale. D'après lui, la fièvre constatée devait donc être attribuée aux traumatismes répétés supportés par la cavité utérine.

Richter dit qu'à la suite de semblables injections, surtout quand elles étaient froides, il a observé de l'excitation, de l'agitation chez les personnes très nerveuses, une faible élévation momentanée de la température, une augmentation des pulsations artérielles, des frissons, et deux fois des accès hystéro-épileptiques.

Mais des accidents plus graves sont les syncopes qui

suivent parfois les injections intra-utérines. Notre ami, M. Fernand Lalesque, interne des hôpitaux, a observé 3 syncopes successives dans un laps de temps très court chez une malade atteinte d'accidents puerpéraux, et qu'il traitait par des injections intra-utérines. Il les attribue à la fatigue causée par les lavages (1). Spiegelberg a aussi observé à la suite d'injections intra-utérines deux syncopes graves ; l'une fut suivie de guérison, l'autre de mort.

Nous publierons ici sur le même sujet deux observations allemandes.

La première a été communiquée par Bruntzel à la Section médicale silésienne pour l'avancement national des sciences (séance du 14 février 1879), et est relatée par le Berliner Klinische Wochenschrift, n° 14, p. 201. Ce cas s'est présenté à la clinique obstétricale de Breslau. La femme, secundipare, avait eu des couches normales jusqu'au quatrième jour où une infirmière l'obligea à se lever et à l'aider dans son travail. L'accouchée fut prise immédiatement de frissons, les lochies devinrent fétides. On fit une injection intra-utérine d'acide phénique à 1 et demi p. 100 qui fut bien supportée. Le lendemain matin, quand on avait déjà fait pénétrer dans l'utérus environ 1 litre de la solution, la malade perdit connaissance et il ne fut pas possible de la rappeler à la vie. L'autopsie ne révéla ni troubles, ni embolie gazeuse, ni preuve que le liquide injecté eût pénétré dans les veines. On ne peut donc accuser de la mort que le choc, l'ébranlement nerveux.

La seconde observation appartient à Richard Frommel et est relatée dans le Zeitschrift für Geburtshülfe und Gynœkologie, B. V. H. 2, p. 224 L'auteur pratiquait une

(1) France médicale, janvier, 1880.

injection vaginale sur une femme en travail qui venait d'être examinée. Cette injection prophylactique, en usage dans la clinique après chaque examen, se fait à l'aide d'un vase contenant 5 litres d'eau phéniquée au 200° et placé à 1 mètre de hauteur au–dessus du bord du lit. On avait à peine injecté 400 ou 500 grammes de liquide lorsque la malade fut subitement prise de mouvements convulsifs dans les membres supérieurs ; le visage devint pâle, livide, puis fortement cyanotique, la respiration stertoreuse. En retirant le tube vaginal, une quantité considérable de sang noir s'échappa avec force par le vagin. Le pouls, très petit (150 pulsations), resta presque insensible pendant quelques minutes. Bientôt cependant, le pouls et la respiration se régularisèrent, la cyanose disparut ; mais la connaissance ne revint qu'au bout de 2 heures. Le soir même, la malade se trouvait de nouveau très bien. (P. 84, T. 37,6). Chez l'enfant, dont l'auteur avait constaté avant l'accident les mouvements spontanés, le pouls tomba de 140 pulsations à 72, cinq ou six minutes après le début de la crise, et devint insensible vingt minutes plus tard. L'accouchement eut lieu la nuit suivante ; l'enfant était mort et présenta à l'autopsie tous les signes de l'asphyxie intra-utérine.

L'auteur fait suivre cette observation des quelques considérations suivantes :

Les accidents analogues diffèrent de celui-ci en ce qu'ils concernent tous des accouchées. Dans le cas actuel la mort de l'enfant doit être attribuée au défaut d'oxygène résultant du trouble profond de la circulation maternelle. Quant à la crise maternelle, sa cause première serait la pénétration dans la cavité cervicale de l'utérus du jet liquide animé d'une certaine force. L'auteur est, en effet, convaincu qu'il a introduit à son insu la canule dans le col entr'ouvert, tandis qu'il cherchait à la placer dans le cul-de-sac vaginal postérieur. Comment l'introduction dù liquide dans la cavité cervicale a-t-elle pu déterminer la crise? Ici l'auteur examine différentes hypothèses : il rejette celle de l'intoxication phéniquée (Kustner), celle de l'entrée de l'air ou du liquide dans les vaisseaux utérins, et admet que la distension du segment inférieur de l'utérus par le liquide de l'injection a déterminé une excitation intense des nombreux plexus nerveux de l'utérus, excitation qui a eu pour conséquence la production des troubles cérébraux.

Comme conclusion pratique, l'auteur pense que l'emploi des irrigations vaginales doit être limité, même, dans les hôpitaux, et que, dans les cas où l'on ne peut s'en dispenser, par exemple dans celui d'un tamponnement prolongé, il faut employer un jet très faible et diriger la canule de manière à ce que ce jet ne puisse pas frapper le col entr'ouvert. Lorsque la tête est engagée, la pénétration du liquide dans l'utérus paraît à M. Frommel complètement impossible, et il n'y aurait par suite aucun accident à redouter dans ce cas. (H. de Brinon.)

En écartant le fait précédent qui nous paraît trop complexe pour être probant, il nous semble que les quelques observations que nous avons pu réunir démontrent qu'à la suite des injections intra-utérines, on peut observer quelques phénomènes fébriles et nerveux ; mais ces accidents sont fort rares, presque toujours peu graves puisque nous n'avons pu réunir que deux cas de mort, et il nous semble qu'ils ne peuvent constituer une objection sérieuse à la méthode des injections.

5° L'objection capitale faite à la méthode des injections serait, d'après un grand nombre d'auteurs, la possibilité de l'entrée de l'air dans les sinus utérins béants. Ainsi que nous allons le voir, cette objection ne repose sur aucun fait sérieux. Olshausen (Ueber Lufteintritt in uterusvenen, Monatsschrift für Geburtskunde, 1864, 34. Bd. S. 350,) a, dans un mémoire très important, réuni et analysé plusieurs cas de mort par ce mécanisme. Mais il n'y en a qu'un qui soit consécutif à une injection intra-utérine faite après l'accouchement; c'est celui que rapporte M. le Dr Hervieux (*Gazette des hôpitaux* 1864).

Un autre cas de mort a été observé à la suite d'injections par Winckel. Il s'agissait bien ici d'une femme qui venait d'accoucher : mais l'auteur pratiquait une injection sur le col utérin pour arrêter une hémorrhagie, et de plus il employait à cet effet une solution de perchlorure de fer que nous considérons comme dangereux et dont nous proscrivons absolument l'emploi comme antiseptique dans le courant de notre travail.

Les observations de Depaul, d'Olshausen, de Litzmann, de Spiegelbert, etc., ne sont pas plus concluantes, car ils faisaient des injections vaginales pour provoquer le travail, et c'est pendant l'accouchement qu'ont eu lieu les accidents.

Olshausen signale encore un cas de mort relaté par John Swirmburn. Mais ce cas s'est produit à la suite d'une tentative criminelle : une sage-femme avait introduit un cathéter dans le col et avait insufflé de l'air dans l'utérus pour provoquer un avortement ; aussi ne peut-il être pris en considération pas plus que celui de Williams Wynn, qui doit être également attribué à des manœuvres criminelles.

Dans les cas de Kezmarsky, Lévy, Wintrich, May, Cordwent, Duvernois et Brunner, la mort est survenue en dehors de toute intervention pendant le travail même de l'accouchement.

Dans les cas de Lionnet, de May, de Simpson, de Mac-Clintock, de Mme Lachapelle, de Graily Hewitt et de Bischoff, c'est à la suite d'un éclat de rire, d'un accès de colère, de l'arrachement d'un placenta adhérent, etc., etc., que l'on voit apparaître les accidents.

De tous ces faits un seul persiste, c'est celui de M. le D' Hervieux, et encore a-t-il été discuté. Nous le rapporterons brièvement.

On fit, le onzième jour d'une couche normale, une injection de thé et de camomille dans l'utérus pour des frissons avec métrorrhagie ; le soir même, au milieu d'une excitation furieuse, la femme mourut subitement. L'autopsie fut faite trente heures après la mort. La veine cave inférieure, les deux ventricules du cœur, surtout le droit, contenaient de l'air. Rien dans les veines iliaques et utérines. D'après Winckel, la mort aurait été causée par le mécanisme suivant. L'air aurait été poussé dans l'utérus avec l'injection et aurait séjourné jusqu'au soir sans provoquer d'accident. A ce moment, par le fait de l'excitation de la femme, il aurait pénétré dans les vaisseaux utérins et causé rapidement la mort.

Pour M. Kezmarsky ce serait là une pure hypothèse. Il préfère attribuer la mort à une embolie pulmonaire qui se serait détachée d'un thrombus de la plaie utérine. D'après ce résumé de la question, on peut se convaincre que les accidents provoqués par l'entrée de l'air dans les veines à la suite de l'injection ne sont guère à redouter puisque, par les recherches que nous avons faites, nous n'avons pu en relater qu'un seul et encore est-il discutable. Toutefois nous recommandons de bien expurger la sonde d'air avant de l'introduire dans l'utérus, et de ne faire les injections qu'après avoir préalablement administré à la malade du seigle ergoté pour contracter les sinus béants et empêcher absolument la pénétration de l'air, de la substance injectée et surtout de matières septiques.

En résumé, nous ne croyons pas que les divers accidents que nous venons de relater doivent faire renoncer à la méthode des injections; les accidents graves qu'elles ont provoqués sont négligeables vu le grand nombre d'injections vaginales et intra-utérines qui ont été pratiquées, et, du reste, nous croyons qu'en prenant les précautions ci-dessus indiquées on pourra toujours facilement les éviter.

CHOIX DE L'ANTISEPTIQUE

Aujourd'hui, comme nous l'avons vu dans les pages précédentes, presque tous les médecins accoucheurs préconisent l'antisepsie pour préserver les accouchées des accidents provoqués par les germes septiques.

Parmi les antiseptiques connus, l'acide phénique est généralement celui que l'on préfère; mais, ainsi que nous l'avons déjà dit, beaucoup d'autres antiseptiques ont été employés et nous allons passer rapidement en revue les raisons qui les ont fait adopter par plusieurs médecins.

Williams Wynn préfère l'iode à tous les autres antiseptiques parce que ce corps mis en présence d'une matière animale putride détruit, d'après lui, cette matière et ne laisse subsister que deux substances inoffensives : de l'acide iodhydrique et du carbone. Tilt partage les idées de Wynn à l'égard de l'iode, et le recommande pour tous les usages : désinfection des mains, des vêtements, ainsi que pour les injections.

Braxton Hicks emploie l'injection iodée ; il lui reconnaît l'avantage suivant sur les injections phéniquées : lorsque la couleur du liquide qui reflue est redevenue la même que celle du liquide qu'on injecte, on peut être certain que l'utérus est complétement lavé.

Playfair fait alternativement, dans les suites de couches, des injections avec ce liquide, et avec le liquide de Condy.

Le permanganate de potasse est un antiseptique fréquemment utilisé ; il a été peu employé comme désinfectant général, son emploi ayant été presque limité à la pratique des injections. C'est donc dans ces conditions seulement que MM. Tarnier, Winckel, Sinclair, Chadwick, Chiara, Braxton Hicks en ont fait usage. Le permanganate de potasse est un bon antiseptique qui, d'après Chadwick, a aussi l'avantage d'indiquer, par le changement de couleur éprouvé par la solution, la présence des matières septiques ; une solution de permanganate de potasse ayant à peu près la coloration du vin rouge change, en effet, de couleur et devient jaunâtre lorsqu'elle a passé sur des matières en putréfaction. M. Tarnier emploie la solution à 1 gr. pour 1,000 gr. d'eau. Winckel formule d'abord une solution de 10 gr. de permanganate de potasse pour 200 gr. d'eau dont il mélange 10 à 15 gouttes à l'eau contenue dans une seringue ordinaire.

A côté de la solution de permanganate de potasse, il aut citer le liquide de Condy souvent utilisé et très recommandé en Angleterre pour les injections soit vaginales, soit intra-utérines. Dans la composition de ce liquide entre en effet une faible quantité de permanganate de potasse.

Le perchlorure de fer a aussi été employé comme antiseptique par Bouchacourt, Delore, Chiara, Stoltz, toujours en dilution très étendue. M. Bouchacourt se sert d'une solution de 2 à 4 gr. de perchlorure de fer pour 1,000 gr. d'une décoction de roses de Provins, ou d'une infusion de camomille et de sauge. M. Delore a fréquemment employé le procédé de Rivoire de Lyon, qui consiste à introduire dans l'utérus une éponge conique munie d'un fil et imbibée d'une solution de perchlorure de fer. Rivoire employait ce procédé dans tous ses accouchements et prétendait s'en bien trouver. Quant à nous, nous rejetons absolument l'emploi de cet agent comme antiseptique, parce qu'il expose les accouchées à de trop grands dangers. Plusieurs cas de mort à la suite d'injections de perchlorure de fer ont été réunis par Heywood Smith (1), Snow Beck, Bantock... Il est vrai qu'il s'agissait, dans ces cas, de faire une cautérisation de la cavité utérine (cas de Mathews Duncan), ou d'arrêter une hémorrhagie (cas de Winckel), et que la solution était très concentrée. Notre avis n'en est pas moins que le perchlorure de fer ne doit être employé que comme hémostatique, et, même à ce titre, on doit en faire un usage aussi restreint que possible. Certains auteurs (Dupierris (2), James Trosk (3), lui préfèrent dans ce cas la solution de teinture d'iode qui agit alors comme un excitant de l utérus et amène la contraction de ses fibres, tandis que le perchlorure de fer détermine la formation dans les veines de caillots qui peuvent être le siége d'un travail de putréfaction et entraîner la septicémie. On pourrait se servir également de l'acide phénique qui est aussi un excitant de l'utérus ; M. le Dr Siredey l'emploie en injections intra-utérines lorsque après l'accouchement l'utérus ne revient pas bien

(1) Edimburgh medical journal, février 1879.
(2) Gazette des hôpitaux, 1857, n° 37.
(3) Amer. Journal of obstetr., t. VII, février, 1875.

sur lui-même ; cette application lui a donné de très bons résultats.

L'alcool a été aussi employé soit pur, soit additionné d'acide phénique. (Tarnier, Labbé (1), Bouchacourt.)

Le chlorure de chaux a été un des premiers antiseptiques dont on ait fait usage. Semmelweiss prescrivait de se laver les mains, toutes les fois qu'on touchait une femme, avec une solution de chlorure de chaux à la dose d'une once pour 1,000 grammes d'eau.

Wieger qui tout d'abord se servait, pour le même usage, d'une solution de potasse caustique, ou d'eau acidulée, adopta plus tard l'eau chlorurée de Semmelweiss qui paraissait être alors l'idéal de l'antiseptique.

Noeggerrath a traité 160 accouchées avec la solution de chlorure de chaux (une cuillerée à bouche de chlorure pour 1 litre et demi d'eau). Gruenewaldt, M. Polaillon ont également employé cette substance.

L'hypochlorite de chaux est également un antiseptique qui a été plusieurs fois employé (Routh, Stoltz). Greene lui donne la préférence pour les injections vaginales ; selon lui son action même à l'état très dilué serait fatale aux bactéries et à leurs congénères.

Le sulfate de soude a été employé par Schucking pour les irrigations permanentes de l'utérus, en dilution à 10 p. 100 additionnée de 5 p. 100 de glycérine. L'hypochlorite de soude, 10 à 50 gr. dans une infusion de camomille, a été préconisé par M. Komorowski.

Hugh-Miller recommande surtout l'usage du thymol. Bardeleben, de Berlin, l'a expérimenté deux fois ; une première fois en 1875 et une seconde fois en 1877. Il a fait des

____

(1) Thèse Komorowski, 1876.

injections vaginales et utérines avec la solution clas-
sique (1 gramme de thymol pour 1,000 gr. d'eau additionnée d'un peu d'alcool). Mais il a dû abandonner l'emploi de
cet antiseptique à cause de la grande quantité de mouches
qu'attire sa saveur douceâtre. D'après cet auteur, l'acide
phénique lui est éminemment supérieur au point de vue
prophylactique et antiseptique.

D'autres médecins, tels que MM. Depaul, Gueniot, Laroyenne, ont employé, pour les injections, les solutions de
chloral; la plus ordinaire est à 1 p. 100.

Enfin d'autres substances ont été encore employées
comme antiseptiques; ce sont : la solution iodo-tannique
(Chiara), l'acide tannique, 2 à 5 gr. pour 200 gr. d'eau
(Winckel), le sulfate de cuivre, 2 à 5 gr. pour 200 gr. d'eau
(Winckel), l'eau et le charbon pulvérisé (Eisenmenger),
l'eau chlorée (Schultze), l'eau froide et le sulfate de quinine
(Wiltshire), etc. L'éthérolé de Pennès (Lucas-Championnière). Dans ces derniers temps, on a essayé la Gaulteria en
injections; mais son usage est trop récent pour qu'on
puisse se prononcer sur sa valeur antiseptique. Nous par-
lerons enfin de l'acide borique préconisé par Pasteur et
qui, d'après cet auteur, serait fatal aux germes septiques et
sans action sur les muqueuses; on ne l'a pas encore expérimenté en injections vaginales et utérines.

Mais les deux agents antiseptiques qui jouissent du plus
grand crédit auprès des accoucheurs sont d'abord l'acide
phénique et en second lieu l'acide salicylique.

Ce dernier, de découverte plus récente, est encore pour
ainsi dire en expérimentation. Fehling a préconisé pour la
désinfection des plaies extérieures une poudre d'amidon
salicylée (5 parties d'amidon pour 1 partie d'acide salicylique), et pour les injections une solution saturée d'acide

salicylique. Munster, Fritsch et plusieurs autres auteurs ont aussi expérimenté cet agent. Nous croyons que
c'est un très bon agent antiseptique, mais son étude
laisse encore à désirer; aussi jusqu'à nouvel ordre c'est à
l'acide phénique que nous donnerons la préférence. Il rem-
plit en effet toutes les conditions de l'antiseptique ; il est à
la fois propre à la désinfection des mains, des vêtements,
des salles et chambres de malades, et aux injections. De
plus il est très maniable, on s'habitue facilement à son
odeur et il n'a pas l'inconvénient d'être coloré et de tacher
le linge des malades et les mains de l'opérateur. On peut
objecter à son emploi qu'il amène quelquefois des accidents d'intoxication ; mais ces accidents sont faciles à
prévenir et à arrêter si l'on examine la coloration des urines et si l'on a soin de l'y rechercher par les procédés connus. La pénétration de l'acide phénique dans le sang, lorsque la quantité n'en est pas exagérée, n'est même que favorable. D'après certains auteurs, c'est par ce mécanisme que
l'acide phénique a son maximum d'action antiseptique en
allant détruire les germes dans l'intérieur même de l'économie.

Lister et Callender l'ont tout d'abord expérimenté ; puis
Munassein, par une série d'expériences, a démontré que les
germes finissaient par périr dans le milieu phéniqué. Aussi
a-t-il été accepté presque par l'universalité des chirurgiens
et accoucheurs. Depuis, bien d'autres antiseptiques ont été
découverts et préconisés, mais celui qui doit détrôner l'acide phénique est encore inconnu.

Tout le monde sait quels résultats vraiment merveilleux
la chirurgie moderne doit au pansement de Lister. Nous
pourrons aussi juger, par les statistiques, des immenses
services rendus par l'acide phénique depuis son introduc-

tion dans les maternités. M. Tarnier constatait en 1859 à la maternité de Paris, une mortalité de 1 femme sur 19 accouchées. Les statistiques déjà publiées de M. Lucas-Championnière montrent que, grâce aux précautions antiseptiques qui, d'après M. Lucas-Championnière lui-même, devraient être encore plus rigoureuses, il n'y a eu en 1878 que 5 morts, dont 2 seulement par maladies puerpérales sur 770 accouchements. Nous reviendrons d'ailleurs sur les statistiques dans un chapitre spécial n'ayant voulu donner ici qu'un simple aperçu des résultats obtenus par la méthode antiseptique.

Examinons d'une manière plus approfondie si la faveur dont jouit l'acide phénique est usurpée et si, comme quelques-uns l'ont prétendu, ce n'est qu'une affaire de vogue qui l'a fait ainsi accepter. Nous avons parlé des expériences déjà anciennes de Munassein. Nous résumerons ici les travaux de M. le professeur Gosselin (1) et de M. le Dr Bergeron sur les effets et le mode d'action des substances employées dans les pansements antiseptiques.

Ces deux savants expérimentateurs ont fait une série d'expériences : 1° Sur les effets des antiseptiques sur le sang ; 2° sur les effets des antiseptiques sur le pus.

Ces expériences ont, tout d'abord, prouvé que l'acide phénique en pulvérisation au 20° retardait indéfiniment l'altération putride du sang et du pus et qu'il était même à cet égard bien supérieur à l'alcool essayé comparativement.

Une solution phéniquée mise en contact avec le sang ou le pus retardait d'autant plus leur putréfaction que

_____

(1) Comptes rendus de l'Académie des sciences, octobre, 1879.

son titre était plus élevé. Cependant, au bout de 27 jours,
les vibrions finissaient par apparaître dans le pus additionné d'une solution d'acide phénique au 20° ; jamais on
n'a pu les observer dans le sang mis en contact avec une
solution au même titre parce qu'il se desséchait trop vite.
Les auteurs ont de plus conclu de leurs expériences que
le pus se putréfie plus lentement que le sang, que leur putréfaction était retardée par l'acide phénique au contact et
à distance, mais que cet agent est surtout utile dans la
pratique chirurgicale, et par conséquent obstétricale, en
agissant sur le sang au sortir des vaisseaux. En effet, en
empêchant la putréfaction, il supprime l'agent principal
de la suppuration, diminue cette dernière, et préserve ainsi
de la fièvre traumatique et de la pyohémie. Il est vrai que
les expérimentateurs prétendent que l'eau-de-vie cam-
phrée, l'acide phénique au cinquantième et l'alcool à 86 degrés sont au même point préservateurs de la septicémie ;
mais il ressort de leurs expériences que, comme nous le
disions plus haut, l'acide phénique en solutions plus fortes,
au 40° et surtout au 20°, a un effet antiseptique bien supérieur à tous les autres agents. Les auteurs ajoutent plus
loin qu'on ne peut avoir, dans la pratique, la prétention de
réaliser l'imputréscence extemporanée ou très rapide, parce que, pour la produire, il faudrait des doses trop fortes
d'antiseptique qui seraient nuisibles par leurs effets locaux
et généraux ; mais ce qu'il faut obtenir c'est le retard ou l'a-
moindrissement de la putridité que donnent des doses modérées. En employant ces dernières, on a d'après leurs
expériences, le droit d'espérer que la décomposition putride et ses effets ne se produiront pas, non parceque le sang
sera devenu tout à fait imputrescible, mais bien parcequ'il
aura été absorbé et entraîné au dehors avant de s'altérer

au degré voulu pour la septicémie. On comprend facilement que l'on arrive à ce résultat si l'on emploie quotidien-
nement des lotions, des pulvérisations, des drainages com-
plémentaires, des injections dans la profondeur des plaies.

Quand on relit ces expériences, on peut croire au premier
abord que l'acide phénique n'est pas un agent antiseptique
parfait puisque les solutions faibles ne retardent que de
quelques jours l'apparition des vibrions dans le sang, ou le
pus exposés à l'air libre, et puisque les solutions fortes les y
laissent apparaître du 25ᵉ au 30ᵉ jour. Mais cette objection
tombe d'elle-même quand on songe que l'acide phénique est
excessivement volatil, de sorte que ces solutions perdent
rapidement leurs propriétés. En effet, lorsqu'on a le soin,
comme l'ont fait les expérimentateurs, d'ajouter quotidien-
nement quelques gouttes de la solution phéniquée dans
les tubes à expériences, de façon à y maintenir constante la
quantité d'acide phénique qui y est contenu, on arrête toute
putréfaction.

M. Doléris (thèse de Paris) s'exprime ainsi : « S'il est
vrai que les germes ne périssent pas tous instantanément
au contact d'une solution phéniquée même forte, il n'en
est pas moins vrai, je l'ai essayé bien des fois, qu'ils
meurent au bout d'un certain temps et cela d'une manière
absolue. Peut-être au quatre ou cinq millièmes les bactéries existent-elles, mais dans une solution au centième cela
n'existe pas, et arriverait-on à me démontrer qu'un germe
inconnu ou rare arrive à ne point mourir dans une solution de cette nature, cela ne prouverait rien ou pas grand
chose, car ne pas mourir ce n'est pas vivre absolument; et il
est fort à croire que cet organisme, assez résistant pour ne
pas mourir, ne pourra ni se multiplier ni se reproduire

dans un pareil milieu. Dans ce cas le but est atteint : empêcher le développement des germes. »

Toutefois Lee (1) qui a répété en les modifiant une série d'expériences déjà tentées par Billroth sur la valeur des divers désinfectants, a reconnu que les solutions d'acide phénique qui renferment moins de $1/120^e$ d'acide sont sans action sur la vitalité des bactéries.

C'est donc à ce degré minimum de dilution que l'on doit employer cet agent comme topique.

D'après les recherches de M. le professeur Gosselin et de M. le Dr Bergeron, une solution au quarantième ou au cinquantième renouvelée tous les matins a grande chance de donner, sans exposer à la gangrène et à l'empoisonnement, un retard ou un amoindrissement de la putréfaction suffisamment préservateur de la septicémie. On a pu voir d'ailleurs, dans les chapitres précédents, que les médecins allemands ont employé des solutions bien plus fortes. Les solutions à 2 et à 3 0/0 sont courantes en Allemagne et n'ont jamais provoqué d'accidents.

Richter a même fait des injections continuées pendant plusieurs jours avec une solution au 3/100 ce qui a amené quelquefois une couleur noire des urines. Il remplaçait alors la solution au 3 /100 par une solution au 2/100, et la teinte noire des urines disparaissait aussitôt.

Notre avis est que, dans la grande majorité des cas (accidents légers), la solution phéniquée au centième est suffisante pour les injections vaginales et intra-utérines. C'est celle dont se sert avec succès M. Tarnier à la Maternité de Paris ; elle est également employée par beaucoup d'autres praticiens.

(1) Bristish med. journal, février et avril, 1875.

Nous formulerons comme il suit nos conclusions au sujet des solutions que l'on doit préférer pour les différents usages :

Pour le lavage des mains de l'opérateur et de ses instruments, la solution forte au 20°.

Pour le toucher, pour graisser les mains, les bras de l'opérateur, ainsi que les instruments, l'huile ou la vaseline phéniquée au 20°.

Pour le lavage des parties génitales de la femme après l'accouchement, la solution phéniquée au 40°, et même la solution phéniquée forte au 20°.

Pour les opérations graves qui ont nécessité l'introduction des instruments dans le vagin et l'utérus, l'injection phéniquée au 40° et même au 20°.

Pour les compresses à demeure, dans les cas ordinaires, on peut employer la solution phéniquée au 100°; dans les cas douteux on fera usage de la solution au 40°. On se servira de ces mêmes solutions pour la toilette des femmes.

Enfin la pulvérisation phéniquée se fera avec la solution au 20°.

DANGERS DE L'ACIDE PHÉNIQUE

On a pu remarquer que dans le chapitre précédent nous avons formulé quelques réserves au sujet de l'emploi répété des solutions fortes d'acide phénique. Ces réserves sont motivées : 1° par l'action caustique de ces solutions, surtout lorsqu'elles sont mal faites, ou mal dosées ; 2° par les phénomènes d'intoxication qu'elles peuvent déterminer.

1° *Action caustique de l'acide phénique.* — Voici à ce sujet deux cas très intéressants observés, dans son pavillon de la Maternité de Paris, par M. Tarnier qui a bien voulu autoriser son interne, M. Berthaud, à nous les communiquer.

Observation I. — Marie B....., âgée de 24 ans, accouche naturellement le 24 février 1881. Après l'accouchement on applique comme de coutume sur la vulve des compresses trempées dans de l'eau phéniquée au centième. Pendant la nuit les compresses se déplacent et viennent s'appliquer sur la fesse droite où elles restent ainsi toute la nuit. Le lendemain matin on constate en cet endroit une large plaque rouge ; la température est de 41 degrés. Le quatrième jour cette plaque, jusque-là uniformément rouge, présente des arborisations vasculaires ; elle est découpée sur ses bords et sa surface est recouverte de phlyctènes de volumes variables renfermant un liquide d'une belle coloration jaune d'or.

En même temps, les ganglions inguinaux correspondants sont tuméfiés et douloureux.

Le lendemain, les phlyctènes se rompent, et, sur les bords, se dessine un sillon, limite de l'eschare superficielle produite par l'acide phénique. Les urines sont noires et contiennent de l'acide phénique. Tout autour de l'eschare il existe une zone de deux centimètres de large dont la coloration est beaucoup moins foncée. Il n'y a pas eu d'éruption généralisée.

Le septième jour la température est normale ; ce jour là l'eschare se détache.

Quand la malade quitte l'hôpital sur sa demande, le 9ᵉ jour, la surface de la plaie est granuleuse et sans aucune trace de cicatrisation. La largeur est de 7 à 8 centimètres de diamètre. Au même moment il y a dans le pavillon quatre ou cinq malades présentant des rougeurs évidemment dues à la même cause ; mais chez ces dernières il ne s'est produit ni eschare, ni élévation de température.

OBSERVATION II. — Catherine B... âgée de 24 ans, accouche naturellement le 10 avril 1881. Le lendemain elle a un violent frisson et la température s'élève ; le quatrième jour second frisson ; le septième jour la température est à 40° ; le huitième jour les lochies deviennent fétides, et du neuvième au douzième jour, on fait des injections vaginales au permanganate de potasse avec une solution au 1000.

Le douzième jour tout accident fébrile a disparu.

Après l'accouchement on avait appliqué sur la vulve de la gaze phéniquée de Lister non blanchie, venant de la fabrique de Schaffouse.

Le cinquième jour on constate un œdème de la vulve qui, le septième, gagne tout le pourtour de l'anus. On supprime le neuvième jour la gaze phéniquée qui est remplacée par des compresses imbibées d'une solution saturée d'acide borique à 4 gr. p. 100. Le douzième jour, il y avait à gauche de l'anus une eschare large comme une pièce de 1 franc et qui n'était pas encore cicatrisée lors de la sortie de la malade, dix-sept jours après l'accouchement.

M. Tarnier croit pouvoir attribuer ces accidents à la solution phéniquée.

En effet, l'acide phénique employé pour faire cette solution avait été dissous dans la glycérine et dans cet état présentait une coloration brunâtre. Ce fait semble prouver que, pour dissoudre l'acide phénique, il est plus sûr d'employer l'alcool que la glycérine.

Richter dit que, lorsqu'il a employé les solutions à 5/100, les malades ont éprouvé presque toujours une sensation de brûlure inquiétante, et ont présenté quelques symptômes d'intoxication phéniquée et de l'eczéma des organes génitaux; enfin les urines ont pris la coloration noire caractéristique de la présence de l'acide phénique.

Zweifel a observé aussi, à la suite des applications locales d'acide phénique, une certaine irritation.

Enfin plusieurs chirurgiens ont observé des cas analogues.

M. le professeur Lefort, dans un discours à l'Académie de médecine, accuse l'acide phénique de provoquer des érythèmes ayant grande tendance à se transformer en érysipèles.

Mais de semblables accidents ne nous paraissent pouvoir être attribués à d'autres causes que celles sur lesquelles nous venons d'appeler l'attention, c'est-à-dire les solutions mal préparées.

Des dissolutions faites dans de bonnes conditions, même très concentrées, ne suffiraient pas à les produire. Par ces paroles nous entendons que ces dissolutions n'iraient pas jusqu'à produire des eschares comme dans les cas de M Tarnier. Mais nous n'avons pas voulu dire qu'elles ne puissent produire de l'érythème; car tous ceux qui ont fait de la chirurgie savent parfaitement qu'après avoir manié, pendant une opération, des solutions fortes, on éprouve des picotements aux mains, et que l'épiderme superficiel se desquame dans sa totalité. On sait également que, pour calmer la sensation douloureuse dont nous venons de parler, il suffit de se laver les mains avec de l'alcool; aussi faut-il s'en servir pour dissoudre l'acide phénique dans les solutions, ainsi que nous l'avons déjà dit.

Voici d'ailleurs ce que disent à ce sujet MM. Gosselin et Bergeron.

« Les chirurgiens doivent être prévenus que l'addition

de l'alcool dans les solutions phéniquées n'a aucun inconvénient et qu'ils feront bien, quand ils en formuleront une préparation, d'ajouter au moins trois fois autant d'alcool que d'acide phénique pour les solutions faibles au centième, au cinquantième, au quarantième ; et cinq fois autant dans la solution forte au vingtième. De cette façon, ils éviteront les picotements et l'érythème des doigts et des mains, ainsi qu'une action caustique dépassant sur la plaie les limites de l'action antiseptique. »

2o Phénomènes d'intoxication déterminés par l'acide phénique. — Kustner (1) a communiqué le cas suivant à la clinique d'Iéna.

Les accidents se manifestèrent chez une primipare le quatrième jour de ses couches.

Il avait introduit le cathéter dans l'utérus et faisait une injection d'acide phénique au 20°, lorsqu'il vit tout à coup la malade pâlir, se cyanoser et perdre connaissance. Il y eut contraction des pupilles, la respiration devint haletante (40 inspirations par minute) ; le pouls, très rapide, battait 148 pulsations par minute ; il était très faible et à peine sensible. En même temps il y avait des contractions cloniques des bras, du renversement de la tête en arrière, du trismus, de la convulsion des muscles de la face et une sueur glacée. Au bout de dix à quinze minutes il se produisit une amélioration considérable, et une heure après la connaissance revenait.

Une demi-heure après cette crise la malade eut des vomissements noirs ; ses urines étaient également noires.

Depuis ce moment on ne fit plus que des injections vagi-

(1) Centralblatt fur gynækologie, t. III, p. 14, 1878.

nales ; la mort survint le neuvième jour, par suite (dit l'auteur) des diphthéries de l'utérus et du vagin.

Kustner attribue cet accident à une intoxication aiguë de phénol, et pense que, si des cas semblables se répétaient, on pourrait, à l'exemple de Schucking, employer le sulfate de soude, ou se servir comme Schultze d'eau chlorée.

Fritsch (1) a aussi signalé deux cas semblables. La scène clinique a été la même que celle observée par Kustner. Dans d'autres cas cités par Fritsch les symptômes parurent atténués; mais dans tous la cause déterminante avait été une injection faite IMMÉDIATEMENT après la délivrance, avec une solution à 5/100.

Le même auteur a observé également un empoisonnement aigu consécutif à une injection d'acide salicylique à 5/100 faite aussi IMMÉDIATEMENT après la délivrance. Les symptômes ont été ceux de l'empoisonnement par l'acide phénique, sauf la coloration noire des urines. Il a relaté encore d'autres cas d'intoxications légères, occasionnées par la même substance,

Dans tous ces cas, l'utérus était mal rétracté, et les auteurs attribuent les accidents à une absorption rapide des antiseptiques par les sinus béants.

Mais, malgré ces observations, ils n'en recommandent pas moins les injections désinfectantes, lorsqu'il y a lieu de redouter l'infection puerpérale ; cependant, ils conseillent de les faire avec beaucoup de précautions, et d'éviter les jets trop violents.

Nous ne pouvons nier que ces accidents n'aient été provoqués par les acides phénique et salicylique ; mais ces cas sont tellement rares qu'ils ne sauraient nous faire changer de manière de voir à l'égard de l'acide phénique.

(1) Centralblatt fur gynækologie, n°s 14 et 15, 1878.

Il faut bien remarquer, d'ailleurs, que tous ces accidents ont été produits, sauf celui de Kustner, par des injections à 5/100 FAITES IMMÉDIATEMENT APRÈS LA DÉLIVRANCE, condition tout à fait spéciale pour favoriser l'absorption et conséquemment l'intoxication. Du reste ces accidents n'ont été que passagers et n'ont entraîné aucune conséquence fâcheuse.

Quant au cas de Kustner, nous ne pouvons admettre qu'il soit imputable à l'acide phénique. Par la lecture de l'observation il est facile de se convaincre que la mort doit être attribuée non à l'intoxication par l'acide phénique dont les symptômes cédèrent le jour même, mais bien à la diphthérie de l'utérus et du vagin que l'auteur a constatée à l'autopsie.

Après l'analyse des faits précédents, nous pouvons donc affirmer que l'intoxication par l'acide phénique ne doit pas être considérée comme un accident grave, et qu'elle ne saurait avoir lieu quand on fera usage des solutions que nous préconisons, c'est-à-dire celles au 40me, 50me, 100me, et lorsqu'on aura attendu pour faire les injections que l'utérus ait repris une certaine consistance, ou que l'on aura excité sa rétraction par l'ingestion de seigle ergoté.

Nous ne voulons pas dire pour cela qu'avec ces solutions on ne puisse observer un abaissement quelquefois assez considérable de la température, et le passage de l'acide dans les urines. Nous croyons, au contraire, que ces phénomènes existent toujours, mais à un degré plus ou moins accentué, et, comme nous l'avons dit plus haut, nous les considérons comme favorables tant qu'ils sont peu marqués. D'ailleurs rien n'est plus facile que d'en observer, d'en suivre et d'en régulariser, pour ainsi dire, la marche, de prévenir tout accident et même tout effet trop marqué.

DRAINAGE ET IRRIGATION PERMANENTE DE L'UTÉRUS.

La pratique des injections vaginales et intra-utérines, que nous venons d'étudier, a paru insuffisante à certains médecins allemands et actuellement, de l'autre côté du Rhin, plusieurs accoucheurs distingués ont préconisé et employé la méthode du drainage et de l'irrigation permanente de l'utérus. Cette question, aujourd'hui à l'ordre du jour, est encore trop peu connue en France pour que nous n'en parlions pas ici avec quelques détails. C'est grâce à l'obligeance de notre maître M. le Dr Ribemont, qui a bien voulu nous traduire des extraits de l'ouvrage de Winckel, que nous devons de pouvoir décrire ces méthodes. Nous commencerons par citer l'opinion de plusieurs accoucheurs allemands sur cette pratique et sur les résultats qu'on en a obtenus jusqu'à ce jour. Nous donnerons ensuite le manuel opératoire.

Winckel avec sa grande autorité indique dans son ouvrage que toutes les fois qu'il y a des lochies fétides ou des parties contusionnées, ou bien si l'on a constaté une rétention des membranes, on peut employer avec succès le drainage de l'utérus, récemment recommandé aussi par Fritsch et Schede.

Schede signale les heureux résultats que lui a donnés cette méthode dans deux cas de septicémie puerpérale ; sous son influence, il a vu la température tomber de 40° à la normale et les malades marcher promptement vers la guérison. Schröder emploie chez les femmes qui viennent d'accoucher ou chez celles qui ont des accidents puerpéraux, le drain à demeure, ou le système d'irrigation permanente pour désinfecter la matrice ; il en a obtenu de très bons résultats.

Veit est également partisan du drainage de l'utérus ; il

laisse un drain des jours entiers dans la cavité utérine sans observer d'accidents. Il a expérimenté sur 500 malades, et n'a jamais vu de suites fâcheuses. Dans les cas où, pour cause de diphthérie du vagin et de la vulve, il a dans un but prophylactique employé ces drainages, il dit n'avoir jamais observé la propagation de la diphthérie à l'utérus. Par contre, chez les femmes qui ont été trop tard soumises à ce traitement, le pronostic a toujours été défavorable ; mais, même dans ces cas, on doit y avoir recours, car c'est celui qui donne les moins mauvais résultats.

Langenbuck a publié plusieurs observations d'accidents puerpéraux où le drainage de l'utérus a été suivi du succès le plus éclatant. Il en est de même de Fritsch, qui l'emploie dans tous les cas où on a à redouter des complications. Enfin, Adrian Schucking emploie la méthode de l'irrigation permanente de l'utérus qui lui a aussi donné de nombreuses guérisons. Voici le manuel opératoire de ces deux méthodes :

Drainage de l'utérus. — Un tube à drainage de la grosseur du petit doigt, percé de trous latéraux dans toute sa longueur, et un cathéter élastique, reliés ensemble à leur extrémité par un tube à drainage très fin, long de 2 à 3 centimètres, sont introduits ensemble dans l'uterus. On peut les laisser en place tout le jour sans les fixer autrement, et pratiquer très bien des irrigations de l'utérus et du vagin par le cathéter. On enlève seulement les deux instruments lorsque l'écoulement lochial a complètement disparu, ou qu'il se montre avec de bonnes qualités. Ce procédé a sur la simple injection l'avantage de permettre aux lochies un écoulement permanent.

Schede entoure le tube qui est situé dans le vagin de ouate préalablement trempée dans de l'acide salicylique ; les injections sont faites avec de l'acide phénique. De plus, il recommande expressément que les tubes de caoutchouc, introduits dans la cavité utérine, soient d'une assez forte épaisseur pour pouvoir supporter sans s'affaisser une certaine compression, et permettre toujours un écoulement facile aux sécrétions utérines. Langenbuck et Fritsch recommandent également la même précaution. Ce dernier reconnaît qu'il arrive fréquemment que les orifices des tubes de caoutchouc sont obstrués par du sang coagulé et par des sécrétions utérines ; dans ce dernier cas, il conseille de revenir aux injections avec un cathéter spécial en métal blanc et à double courant ; il rejette enfin, pour les irrigations intra-utérines, les tubes de verre de Hildebrand, qu'il n'utilise que pour des lavages vaginaux.

D'après Winckel, l'introduction de l'appareil que nous venons de décrire offre parfois certaines difficultés, et il peut arriver que le tube sorte malgré toutes les précautions prises.

Voici le manuel des irrigations permanentes préconisées par Adrian Schucking :

Un gros cathéter métallique, à bout coupé, est joint à un tube à drainage *métallique*, muni de nombreuses ouvertures et enveloppé d'une bande de gaze de Lister. La gaze forme, sur la partie du cathéter correspondant au vagin, un épais manchon ou bourrelet. Le drain que l'on pousse au delà de l'orifice interne de la matrice sert de soupape de sûreté pour l'écoulement des liquides de lavage. La gaze a pour but : 1° de mettre le liquide désinfectant en contact avec tous les points de la muqueuse utérine et vaginale ; 2° de rendre impossible l'oblitération du cathéter par les sécrétions qui s'écoulent pendant les interruptions passagères de l'irrigation ; 3° de donner enfin, par cette sorte de pansement intérieur, des garanties de protection antiseptique pour les plaies de la muqueuse.

L'accouchée repose sur un bassin particulier : c'est un châssis en caoutchouc, percé de trous ; une toile imperméable empêche les couvertures d'être mouillées. Immédiatement après l'accouchement, le cathéter enveloppé de gaze est introduit jusqu'au fond de l'utérus. Après un rapide lavage, avec une solution d'acide phénique à 5 p. 100, on fait l'irrigation. Le robinet dont se trouve muni le cathéter est réglé de telle sorte que le contenu de l'irrigateur ne puisse s'être écoulé qu'après plusieurs heures. Le liquide destiné à cette irrigation permanente est une solution à 10 p. 100 de sulfate de soude additionnée de 5 p. 100 de glycérine, selon la recommandation d'Angélo-Minich. Ce désinfectant n'est pas irritant, et n'offre aucun danger de résorption ; de plus, il est assez inodore.

Le cathéter est retiré toutes les douze heures et entouré d'une nouvelle bande de gaze lavée et trempée dans une solution d'acide phénique à 5 p. 100.

Winckel fait suivre cet exposé du manuel opératoire des réflexions suivantes :

« Ce mode de traitement, si l'on a soin de disposer la femme comme il convient, est très bien supporté pendant six à huit jours. Mais, si quelque affection septique survient pendant les suites de couches, la méthode est alors modifiée en ceci : que d'abord on fait un énergique lavage avec la solution phéniquée à 5 p. 100, et qu'en second lieu la solution de sulfate de soude est remplacée pendant quelque temps par la solution à 3 p. 100 d'acide phénique.

« L'irrigation antiseptique permanente doit être employée prophylactiquement chez les accouchées bien portantes après un accouchement difficile, de longue durée, et pendant les épidémies puerpérales survenant dans un établissement hospitalier. Ce procédé a été d'abord généralement mis en usage seulement dans les maisons d'accouchement, parce qu'il est compliqué, onéreux pour les accouchées, et peut-être aussi douloureux. »

Quant à nous, nous ne saurions nous prononcer sur la valeur thérapeutique de ces deux méthodes ; leur application est encore trop récente pour que nous puissions, dès à présent, avoir une idée arrêtée sur leurs avantages et leurs inconvénients. Toutefois, par le simple exposé que nous venons de faire, on peut se convaincre qu'elles ont déjà rendu des services et qu'elles sont défendues par des hommes éminents. C'est seulement après une expérimentation prolongée que l'on pourra porter sur elles un jugement définitif.

STATISTIQUES.

Nous avons dans le courant de ce travail exposé les procédés antiseptiques qu'emploient presque tous les accoucheurs actuels, et les raisons qui les leur ont fait adopter. Les résultats qu'ils ont obtenus ont été excellents, supérieurs à tous ceux que l'on avait eu avant que l'on eût introduit en obstétrique ce puissant moyen thérapeutique.

Nous pouvons déjà en juger par quelques statistiques allemandes publiées sur la matière ; mais, pour compléter cette étude, et lui donner quelque intérêt, nous avons relevé deux statistiques françaises encore inédites et fort importantes, puisque nous les devons à l'obligeance de MM. Tarnier et Lucas-Championnière. Leur simple exposé fera ressortir, mieux qu'une longue discution, les grands avantages de la méthode que nous préconisons.

Voici les résultats qu'ont obtenus trois accoucheurs allemands par la méthode antiseptique.

Bischoff n'a eu, sur 244 accouchements, que 19 cas de maladies puerpérales, dont deux suivis de morts. — Zweifel, sur 184 accouchements dont 13 cas de dystocie avec opération, n'a pas eu un seul cas de mort; or sa statistique de 1876 donnait une mortalité de 22 femmes sur 100.

Voici enfin la statistique de Schulein :

SEMESTRES.	NOMBRE des accouchements.	PROPORTION centésimale des cas de complications.	PROPORTION centésimale des cas de mort.	NOMBRE des malades transférés dans un autre service.
Hiver 1874-75.	278	34,5 0/0	3,9 0/0	2
Eté 1875-76.	217	34,1 0/0	7,3 0/0	4
Hiver 1875-76.	240	33,3 0/0	6,2 0/0	2
Eté 1876.	201	16,9 0/0	4,4 0/0	4
Hiver 1876-77.	287	28,2 0/0	2,4 0/0	1

A côté de ces statistiques allemandes, nous donnerons les résultats obtenus, à la Clinique obstétricale de l'université de Copenhague, par le professeur Stadfeld, depuis l'emploi méthodique des lavages antiseptiques destinés à préserver le développement des accidents puerpéraux. Cet accoucheur vient de les publier tout récemment dans le Viener med. Wochenschrift et ils ont été reproduits dans le Moniteur de thérapeutique. Comme méthode, il fait faire les injections vaginales avec une solution phéniquée pratiquée régulièrement chez les femmes admises à la clinique pendant les derniers temps de leur grossesse. Pendant le travail, aussitôt que le fœtus se présente à la vulve, une atmosphère de spray est entretenue autour des parties génitales externes de la parturiente. Aussitôt après la délivrance, un pansement antiseptique est appliqué sur la vulve et des injections intra-utérines d'une solution phéniquée à 2 0/0 sont pratiquées avec une fréquence variable suivant l'état des accouchées.

Depuis que ces mesures sont exécutées d'une façon régulière, le chiffre de la mortalité, dans une période de cinq années, s'est abaissé à 1 sur 87 au lieu de 1 sur 37 relevé pour la période précédente.

On voit, d'après la statistique de la page suivante, que M. Tarnier, en s'entourant de toutes les précautions d'hygiène et d'isolement, dans son pavillon de la Maternité, a prévenu toute épidémie de fièvre puerpérale, puisqu'il n'a jamais eu que des accidents isolés. — Depuis le 3 juillet 1876, jusqu'au 27 mai 1879, sur 615 accouchements il n'a eu que 6 décès, parmi lesquels : 2 par péritonite, 2 par infection purulente, 1 par septicémie aiguë, 1 par lymphangite utérine. Nous ferons remarquer que, chez la femme morte de septicémie aiguë, on a trouvé à l'autopsie un corps fibreux de l'utérus très volumineux.

Ce résultat est très beau, surtout quand on le compare à ceux que donnaient à la même époque les autres services des maternités de Paris, où l'on ne prenait pas toutes les précautions d'antisepsie et d'isolement désirables. Mais, depuis le cas de mort qu'il a observé en mai 1879, M. Tarnier a cherché à réaliser d'une façon plus sévère encore l'hygiène antiseptique des accouchées de son pavillon.

Les badigeonnages des organes génitaux à l'huile phéniquée, pendant le dernier temps de l'accouchement, l'emploi de l'eau phéniquée pour les toilettes des femmes, etc., n'ont

Statistique des accouchements et des opérations obstétricales pratiqués dans le pavillon de M. Tarnier, à la Maternité de Paris depuis le 3 juillet 1876, jour de l'ouverture du pavillon, jusqu'au 27 mai 1881.

	1876	1877	1878	1879	1880	1881	TOTAUX.
	88 accouchements.	204 accouchements.	204 accouchements.	182 accouchements.	155 accouchements.	142 accouchements. 1er janvier au 27 mai.	975 accouchements.
Version pelvienne.		2 pour accouchem. gémellaires.		3 dont 1 avec crâniotomie.	6		11
Applications de forceps au détroit inférieur.	3	7	7	6	3		26
Applications de forceps dans l'excavation.	1	3	7	4	1		16
Applications de forceps au détroit supérieur.	1		1				2
Eclampsie.					1		1
Péritonite puerpérale.	1 décès par manie et péritonite.	1 décès, légère déchirure du périnée.				Sans intervention ni décès.	2
Lymphangite puerpérale.			1 décès, accouchement gémellaire.				1
Infection purulente.			1 décès.	1 décès par infection purulente, 19 mai.			2
Septicémie aiguë.		1 décès, corps fibreux volumineux découvert à l'autopsie.					1

sans doute pas été étrangers aux résultats remarquables auxquels il est arrivé depuis cette époque. Du mois de mai 1879 au moi de mai 1881, soit deux ans pendant lesquels il s'est fait au pavillon 360 accouchements, il n'y a pas eu un seul cas de mort.

En résumé, depuis l'ouverture du pavillon Tarnier (3 juillet 1876), jusqu'au 27 mai 1881, il s'est fait 975 accouchements qui ont donné une mortalité de 6 femmes, soit 0,615 0/0. Nous ne ferons suivre ce résultat d'aucun commentaire. L'éloquence des chiffres plaide hautement en faveur de la méthode antiseptique et beaucoup mieux que nous ne saurions le faire nous-même.

La statistique de M. le Dr Lucas-Championnière (1880), résumée dans le tableau placé plus loin, pourrait, au premier abord, sembler bien peu concluante en faveur de la méthode, puisque sur 674 accouchements on a malheureusement à signaler 18 cas de mort. Si nous discutons, nous verrons qu'en dernière analyse les résultats donnés par son emploi sont cependant très favorables. Tout d'abord nous ne devons pas oublier que, parmi les malades qui entrent à l'hôpital, beaucoup y sont envoyées par les sages-femmes ou par des médecins inexpérimentés. Elles ont subi presque toujours des manœuvres répétées qui ont souvent produit des traumatismes et des lésions graves.

En premier lieu, il faut écarter de notre statistique les cas de mort suivants qui ont eu lieu par une cause autre qu'une péritonite ou qu'une lymphangite puerpérale :

1° L'opération de Porro (janvier), nécessitée par un rétrécissement considérable du bassin et pratiquée sur une femme entrée à l'hôpital après plusieurs heures de travail dans des conditions excessivement mauvaises.

2° L'opération césarienne post mortem (octobre) éclamptique.

3° Le cas de mort de la femme F.. (avril), à la suite d'une fièvre typhoïde.

4° Celui de la femme B... (octobre), à la suite d'éclampsies puerpérale.

5° Celui de la femme P...(avril), morte avant l'accouchement d'éclampsie puerpuérale. A l'autopsie, on a trouvé une hémorrhagie méningée.

6° Celui de la femme B.. (avril), à la suite d'hémorrhagies répétées, hémophilie.

7° et 8° Ceux de la femme B... (mars) et de la femme D... (juillet), qui toutes deux avaient subi en ville plusieurs applications de forceps suivies de traumatismes violents constatés à l'autopsie.

9° Celui de la femme G... (juin), accouchée en ville le 15 juin au matin. La délivrance n'ayant pas eu lieu, on la transporte le soir même à l'hôpital où l'on fait l'extraction du placenta. La malade à son arrivée est dans un état d'épuisement extrême et la température est de 39°. Elle est morte trois jours après son entrée à l'hôpital.

10° Enfin nous écartons aussi le cas de la femme G... (avril), entrée à l'hôpital avec une température de 39°,5, ayant des douleurs excessives et inexplicables dans le ventre, et qui succombe 18 heures après son accouchement ; l'autopsie fut négative.

Il est bien évident qu'aucun des cas de mort qui précèdent ne peut entrer en ligne de compte dans une statistique comparative de la fièvre puerpérale, puisqu'ils ne sont dus qu'à des accidents ou à des maladies intercurrentes.

Si nous prenons maintenant les huit cas qui semblent avoir été causés par l'affection qui nous occupe, nous voyons qu'il y en a, parmi eux, trois de tellement discutables qu'on ne peut les accepter.

Peut-on, en effet, considérer comme mortes de péritonite les femmes V... et L... (mai)?

La première avait dans les urines une quantité considérable d'albumine ; elle présentait des accidents urémiques qui ont été la véritable cause de la mort. Enfin on doit observer que cette femme avait fait un séjour de trois mois à l'asile Sainte-Madeleine. La seconde avait eu, après son accouchement, une perte considérable de sang (1,310 gr.) qui l'avait énormément affaiblie. Enfin, chez la femme B... (juin), qui pourtant avait eu un accouchement naturel, on a trouvé à l'autopsie une déchirure de la lèvre antérieure du col se prolongeant jusqu'à la vulve. Dans les cinq cas de mort qui restent, on peut se convaincre que dans tous l'accouchement a présenté quelque chose d'anormal.

Dans le cas de la femme S... (février), M. Carafi, interne de M. Lucas-Championnière, rompit artificiellement les membranes, puis fit une application de forceps à cause d'une hydropisie de l'amnios (2,000 gr.).

Dans celui de la femme M... (mai), M. Carafi appliqua le forceps dans l'utérus pour étroitesse du détroit inférieur ; il y eut à la suite une hémorrhagie.

La femme L... (novembre) avait un rétrécissement du bassin de 9 cent. 1/2 après déduction, et son accoucnement fut suivi d'une déchirure étendue du vagin.

Enfin pour les cas de la femme C... (avril) et T... (juin), la première avait eu des rapports sexuels au début du travail ; la seconde avait eu antérieurement un premier accouchement suivi de péritonite. Sa dernière grossesse avait été très pénible pendant tout le temps de sa durée ; elle avait eu des douleurs très violentes dans le ventre et dans les reins, et plusieurs menaces d'accouchement prématuré.

Ainsi que nous l'annoncions tout à l'heure, nous n'avons que cinq cas de mort assez concluants par accidents péritonitiques puerpéraux.

Cette statistique n'est donc pas aussi mauvaise qu'on l'aurait cru au premier abord ; nous croyons même qu'elle plaide hautement en faveur de l'antisepsie, si l'on considère les nombreuses interventions qui ont eu lieu à la Maternité de Cochin, et qui (sauf deux applications de forceps relatées plus haut) n'ont jamais été suivies de mort. Son importance devient encore beaucoup plus considérable si l'on songe que, pendant les mois de mai et d'avril, plusieurs maternités de Paris ont été fermées pour cause d'infection puerpérale, tandis que, grâce aux précautions prises par M. Lucas-Championnière, les cas de péritonite observés à cette même époque dans son service sont restés sporadiques et n'ont déterminé aucune épidémie. Ce résultat est d'autant plus beau qu'à cette même époque (avril et mai) avait lieu le concours d'agrégation en accouchements, et que quelques concurrents venaient fréquemment examiner les femmes en travail.

Nous terminerons l'exposé de ces statistiques en rappe-lant celles qu'a publiées M. Lucas-Championnière à l'hô-pital Cochin, en 1878.

Il s'est fait 770 accouchements dont un bon nombre de grandes opérations.

Il y a eu 5 morts dont 2 seulement par maladies puerpé-rales ; les 3 autres comprennent : une phthisique, arrivée tout à fait à la dernière période, morte vingt-un jours après l'accouchement ; une malade venue d'un service de médecine avec une péricardite aiguë, et qui vécut quatre jours; une éclamptique morte deux heures après son entrée.

Résultat. Aucun décès d'opérée.

Mortalité brute, 0,694 p. 100

Mortalité puerpérale, 0,232 p. 100.

Les résultats en 1879 ont été moins bons. Voici d'ailleurs comment s'exprime M. Lucas-Championnière :

« La statistique est d'abord écrasée par quelques cas de femmes apportées mourantes à l'hôpital; mais en outre il y a quelques morts qui, selon moi, eussent été évitées si l'observation de la méthode avait été suffisamment rigoureuse.

« Jusqu'à ce jour, 20 novembre, le chiffre des accouchements s'est élevé à 685.

« Il y a eu 11 morts : cela donne une mortalité apparente de 1,60. Mais il serait bien injuste d'accuser l'hôpital des morts suivantes :

« Trois femmes arrivées avec des ruptures de l'utérus, diagnostiquées et délivrées sans peine par la crâniotomie et l'embryotomie; une application de forceps; une éclamptique apportée mourante et succombant peu après son entrée; une tuberculeuse qui mourut avec des lésions pulmonaires, péritonite tuberculeuse, etc.

« En réalité, les morts de malades soignées et du fait de l'accouchement ont été de 0, ce qui donne 0,89 p. 100.

« Encore parmi les 6 il y en a 2 qui toujours sont des cas exceptionnellement malheureux en dépit du milieu, deux insertions vicieuses du placenta. Ces femmes, arrivées dans de déplorables conditions, épuisées par les hémorrhagies, ne purent se remettre et succombèrent rapidement après l'accouchement.

« Le chiffre vrai qui exprime la mortalité de l'établissement est 4, soit 0,58 p. 100 : 3 accouchées normales et une femme qui avait subi une délivrance artificielle. Ces deux années ont présenté un nombre considérable de cas difficiles. La seule année 1879 a 5 insertions vicieuses du placenta.

« L'éclampsie n'a pas manqué et aussi d'autres complications de la grossesse.

« Les opérations pratiquées ont été, pour ces deux années 1878 et 1879 :

« Applications de forceps, 62, aucune mort ; plus une faite sur une femme atteinte de déchirure de l'utérus, apportée de la ville et qui mourut peu après ;

« Versions, 15 ;

« Un seul cas de mort pour une insertion vicieuse du placenta ;

« Accouchements provoqués, 8, pas de mort ;

« Délivrance artificielle, 11 cas, une mort d'accidents puerpéraux ;

« Céphalotripsie, 4, pas une mort ;

« Une femme était atteinte de rupture de l'utérus évidente ; la tête a été broyée pour la délivrer facilement et rapidement ; elle est morte deux heures après ;

« Embryotomie, 1 seul cas, guéri ;

« Une embryotomie a été pratiquée pour délivrer une femme mourante de rupture de l'utérus, qui succomba une heure après.

« Ainsi, la mortalité pour les traumatismes, sauf la délivrance artificielle, a été absolument nulle, par conséquent moindre que pour les accouchements normaux, et cependant on a là un chiffre respectable de 91.

« J'appelle toute l'attention, en passant, sur les trois cas de rupture de l'utérus, venus de la ville, et sur l'éclamptique apportée presque morte. Cela fait connaître un des modes nombreux suivant lesquels le compte de la mortalité des accouchements de la ville est faussé aux dépens de la réputation des hôpitaux, et sur lequel je reviendrai en temps et lieu.

« On peut considérer sans doute comme un beau résultat cette réduction de la mortalité puerpérale qui donne en réalité, comme cas de mort, 6 pour 1.455, c'est-à-dire environ 0,41 0/0.

« Pour moi, je me déclare satisfait de ce résultat comme début et parce que j'ai pu faire dans une large mesure de l'instruction sans danger, mais j'estime que l'on peut faire bien mieux encore. »

CONCLUSIONS.

1° D'après les travaux de M. Pasteur et les recherches exposées dans la thèse de M. Doléris, nous croyons que ce sont des germes septiques qui causent les accidents puerpéraux.

2° La théorie nous fait donc prévoir que, pour les prévenir et les combattre, il faut se servir d'agents antiseptiques. Les succès qui ont suivi l'emploi de ces substances en accouchement, et les statistiques que nous publions sont venus confirmer ces idées et nous font adopter la pratique suivante.

3° C'est à l'acide phénique que nous donnons la préférence comme agent antiseptique.

4° Tous les objets de literie, les draps, les alèzes doivent, à la sortie de la malade, être désinfectés ; la balle des paillasses doit être renouvelée. Le linge de corps, les objets de pansement, etc., après avoir été mis à la lessive, seront placés à l'étuve avant de resservir. On devra aussi laver les murs et les planchers avec de l'eau phéniquée au 50°.

5° Le médecin et les personnes qui approchent les accouchées doivent être pour ainsi dire antiseptiques. Quand ils feront un examen ou une opération obstétricale, ils se laveront les mains dans une solution forte d'acide phénique, puis les enduiront d'huile ou mieux de vaseline phéniquée au 20°. Tous les instruments avant de servir seront trempés dans une solution phéniquée forte et enduits de vaseline phéniquée au même titre.

6º Toutes les toilettes des femmes se feront à l'eau phéniquée au 100ᵉ, ou même au 40ᵉ, lorsqu'on redoutera quelques accidents, et on se servira des mêmes solutions pour laver à fond, dans tous les cas après l'accouchement, le vagin et les parties génitales.

7º On appliquera après l'accouchement et en permanence des compresses imbibées d'acide phénique au 100ᵉ, ou au 40ᵉ dans les cas douteux.

8º On fera une injection intra-utérine phéniquée préventive dans les cas où l'accouchement aura présenté quelque chose d'anormal, tels que : travail long, laborieux, rupture prématurée des membranes, introduction de la main ou d'un instrument dans la cavité utérine. On la fera avec une solution au 40ᵉ, et même au 20ᵉ, s'il y a des menaces d'infection ; mais on n'en fera qu'une seule. Il faut, ainsi que l'a dit M. Lucas-Championnière, assurer le repos de la femme et ne point tourmenter ses organes génitaux dans un but antiseptique ; on devra préalablement faire une injection d'ergotine pour contracter les vaisseaux, rendre la pénétration de l'injection dans les sinus impossible, et prévenir ainsi tout accident d'intoxication.

9º Dans les cas d'enfants macérés, de rétention du placenta, de lochies fétides, d'accidents infectieux, on doit avoir recours aux injections phéniquées intra-utérines et vaginales, mais on doit en user avec beaucoup de modération.

10º Les injections seront faites lentement et avec beaucoup de prudence.

11º En présence du petit nombre de cas dans lesquels on a employé les irrigations permanentes et le drainage de l'utérus, nous ne pouvons formuler une opinion à leur égard.

INDEX BIBLIOGRAPHIQUE.

Affections puerpérales traitées par la térébenthine, par Copeman. Med. Times and Gazette, 26 octobre 1872.

Puerperal mortality, by Hogg. Med. and Times Gazette, 1872.

HERVIEUX. — Union médicale, 16 novembre 1872.

Traitement de l'hémorrhagie consécutive à l'accouchement par l'injection de perchlorure de fer dans l'utérus, par Heywood Smith ; Obstetrical Society of London, The Lancet, 1er mars, tome I, p. 305.

Application du forceps faite de bonne heure mais avant la dilatation complète. — Résultats. — Maladies puerpérales, rapport par Georges Joshnston. — Discussion in The Dublin Journal of med. Sc., february, 1873.

De l'emploi local de l'acide phénique dans les maladies puerpérales, par S. T. Starley ; Philad. med. and surg. Reporter, XXVIII, février, p. 105.

D'une nouvelle canule pour injections vaginales et de ses avantages, par le Dr Delioux de Savignac ; Bull. général de Thérapeut. T, LXXXV, p. 159, 1873.

Sonde intra-utérine perfectionnée, par le Dr Thomas Chambers ; The obstetrical, Journal, n° 1, p. 21-23, 1873.

Traité d'accouchement et des maladies de la grossesse et de l'état puerpéral, par W. Leishman, de Glasgow, 1873.

Traité théorique et pratique de la science et de l'art des accouchements, par Laboia, professeur de clinique chirurgicale de la Faculté de médecine de Rio de Janeiro, Paris, Asselin.

Traitement de la fièvre puerpérale, par le professeur Breisky, de Berne ; Correspond. Blatt für Schweizer Aerzte, n° 20, 15 octobre 1873.

Cas de mort, par injections de perchlorure de fer dans l'utérus pour arrêter les hémorrhagies survenues après l'accouchement, par L. Snow Beck ; British medical Journal, n°s 687 et 688, 1874.

Statistique générale très détaillée de Rotunder Lying in hospital (Maternité), par Georges Johnston ; The Dublin's Journal of med. Science, février 1874.

De la péritonite puerpérale et de son traitement, par Bedfort Brower; Philad. med. and surger. Reporter, avril 1874.

Injection de perchlorure de fer dans l'hémorrhagie survenant après l'accouchement ; R. Barnes, The obstetrical Journal, janvier 1874.

Rétention des membranes placentaires dans l'utérus, après l'accouchement, par Yves ; Gaz. des Hôp., 1874, p. 1170.

On lymphangitis in pelvi pathology; de la lymphangite dans la pathol. du bassin, par Ed. J. Tilt.

On puerperal fever (leçons sur la fièvre puerpérale), par R. Lee. British med. Journal, février-avril, 1875.

Das puerperal Fieber und die Gebarhauser (la fièvre puerpérale et les maisons d'accouchements), par L. Landau, leçon d'ouverture de la clinique d'obstétrique de Breslau; Berlin. klin. Wochens, 1875, 22-29 mars, nos 12 et 13.

Statistique de la maternité de Glasgow, en 1874, 1.291 cas avec remarques, par D. Tanner, Hill et G. Wilson, The obstetrical Journal, no 24, p. 1075.

Compte-rendu du Rotunder Lying in hospital, pour l'année 1874 ; 6.578 accouchements, par G. Johnston, The obstetrical Journal, no 24, 1875.

Compte-rendu des cas d'accouchement, par Henri Gervais; Saint-Thomas hospital Reports, 1873. New series IV, page 241, 1875.

Fièvre puerpérale traitée par les alcaloïdes, par Chatelain ; Revue médicale de l'Est, avril 1875.

Note sur l'iodate de chaux, le phénol camphré, et l'acide salicylique, comme désinfectants et antiseptiques par S. W. Moore. (Saint-Georges Hosp. Reports, vol. VII, p. 227, 1875.)

Sur les propriétés antiseptiques de l'acide salicylique comparées à celles de l'acide phénique, par Julius Muller. (Berlin. klin. Wochens., no 19, 10 mai, p. 260, 1875.)

Notes sur la fièvre puerpérale, remarques sur les statistiques obstétricales, par A. Madge. The Obstetrical Journal, no 30, 1875.

Mesures prophylactiques prises par le conseil municipal de Riesbach, pour combattre la propagation de la fièvre puerpérale, par le prof. Spondlin. Société médicale de Zurich, 3 avril, Correspond. Bl. fur schweiz. Aerzte, 15 octobre, n° 20, p. 588, 1875.

Statistique des accouchements et des opérations obstétricales effec tuées à l'hôpital de Dublin pendant l'année 1875. Proceedings of the Dublin obst. Society. (The Dublin Journal of med. sciences, p. 256, 1876).

De la désinfection et des désinfectants. Bartlett Sanitary Record. janvier, 1876.

Désinfection intra-utérine et de ses indications dans les suites de couches par Komorowski. In-8, Paris, Delahaye, 1876. Thèse de Paris 113.

De l'acide phénique en injections dans les parenchymes par F. Aug. Dietrich. Thèse Bonn, 1875.

Emploi de l'acide phénique par Schmithz. Thèse Bonn. 1875.

Emploi et usage du chloral dans la métropéritonite puerpérale, par J. W. Dora. Philad. med. and. surg. Reporter, avril 1876.

Considérations sur les soins à donner à la femme en dehors de tout accident, avant, pendant et après l'accouchement, par miss Barker. Thèse de Paris, 1877.

Des mauvais résultats des lavages phéniques de l'utérus chez les accouchées, par Frankœnhauser. Société médicale de Zurich, 24 février; Corresp. Blatt. f. schweizer Aerzte. n° 11, p. 320, 1877.

Comment instituer un traitement antiseptique rigoureux pour les plaies du canal génital de la femme, par Adrian Schucking. Berlin. klin, Wockens, n° 26, p. 369 ,1877.

Statistique des accouchements pratiqués à la maternité de Dublin pendant l'année 1876, par Atthill, The Dublin Journal of med. sc., p. 146, août 1877.

De la prophylaxie de la fièvre puerpérale, Med. Times and Gaz., 9 février 1878, p. 143.

Considérations générales sur la prophylaxie de la fièvre puerpérale Med. Times and Gaz., vol. I, p. 143, 1878.

Labesque.

Des petits asiles d'accouchement et des grandes maternités, par Grüenewald, Sammlung Klinischer Vortrage, n° 123, année 1878.

Les maternités au point de vue de la prophylaxie des affections puerpérales, par Feigneaux, Bul. de l'Académie de Belgique, avril 1878.

Prophylaxie de la fièvre puerpérale, par Zweifel, Berlin. Klin. Wochens., n° 1, p. 4, 7 janvier 1878.

Cas de septicémie puerpérale avec température anormalement élevée, traitée par les injections intra-utérines ; guérison, par Walker, American Journal of obstetric, vol. X, p. 405.

Contribution à l'étude des injections intra-utérines, par A. Guichard, Ann. de Gynécologie, janvier 1878.

Des injections phéniquées dans le vagin et l'utérus des femmes en couches, discussion à la Société d'obstêtrique et de gynécologie de Berlin, 10 juillet 1877, à la suite d'un mémoire de Schulein. Berlin. Klin. Wochens. n° 2, p. 25, 14 janvier.

Endémie de fièvre puerpérale, par Vito Agresti. Rivista clinica da Bologni, n°ˢ 5 et 6, mai et juin.

Prophylaxie de la fièvre puerpérale, par S.-E. Robinson. Philadelphia med. and. surg. Reports, mars 1878.

Irrigations et lavages prolongés avec liquides désinfectants. Septième congrès de la Société allemande de chirurgie, 10 avril 1878. Berlin. Klin. Wochens., n° 17, p. 247. et 18, p. 261, 29 avril et 6 mai 1878.

Des injections intra-utérines et de leurs indications dans les suites de part, par Gsell. In-8, p. 38 Paris, 1878.

Pathologie et thérapeutique de l'état puerpéral, par Winckel, 3, édition revue, Berlin, 1878.

Statistique de 1,013 cas, par Newham, The Lancet, volume 11 p. 841.

De la comparaison entre les accouchements des maternités et des maisons particulières, Société gynécologique de Dresde, 24 mai 1876; Winckels Berichte und Studien, II, Leipzig, 1876, p. 242.

De la nature, de l'origine et de la prophylaxie de la fièvre puerpérale, par W. Lusk, Trans. of the intern. cong. of Philadelphia, page 829, 1876.

Des dangers des injections vaginales, par G. Johnson, Maryland med. Journal et Americ. suppl. to the obstetr. Journal, décembre 1877.

Clinical lecture on the lochial discharge (Leçon clinique sur l'écoulement lochial), par Hugh Muller, Edinb. med. Journal, p. 392, novembre 1878.

Des maisons d'accouchements et surtout de celles de New-York, par H.-J. Garrigues. Trans. of the amer. gyn. Soc., p. 592, 1877.

De la prophylaxie de la fièvre puerpérale, par Hildebrandt. Berlin. klin. Wochens., n° 42, p. 633, 21 octobre 1878.

Recherches sur la mortalité des femmes en couches dans les hôpitaux, par de Beurman. Thèse de Paris, 1878.

Expériences sur la désinfection, 7 juin 1879, Med. Times and Gaz.

De l'utilité des lavages intra-utérins antiseptiques dans l'infection puerpérale, par J. Rendu, thèse de Paris, 1879.

Valeur comparative des divers agents antiputrides, par Harding Crowther, Med Times and Gaz., vol. II, p. 261.

Des suites de couches et des soins à donner aux nouvelles accouchées, par Mazars, thèse de Paris, n° 219, 1879.

Traitement de la fièvre puerpérale, par Linser, Wurtemb. Corr. Blatt, n° 25.

Les lavages utérins dans les infections puerpérales, par F. Lalesque, France médicale, 10 janvier 1880.

La Maternité de Bologne, statistique des accouchements pratiqués de 1861 à 1879, par Marius Rey. Revue d'hygiène, tome 1er, p. 1028.

Du traitement antiphlogistique local; lavages utérins dans les couches, par Theede, et discussion, Berlin. klin. Wochens., n° 39, pages 592 et 593, 29 septembre 1879.

Prophylaxie et traitement de la fièvre puerpérale, par Bennecke. Berlin. klin. Wochens., 22 et 29 décembre 1879.

Sur une forme rare de puerpérisme infectieux, traitée avec succès par les injections intra-utérines, par E. Gram. La Sperimentale, juillet 1880, p. 33.

Contribution au traitement des femmes en couches, par Massari Wien. med. Presse, nº 39, 1880.

Note sur les premiers cas d'infection puerpérale observés à la maternité de l'hôpital Tenon, par Hallopeau et Stackler, Union médicale, 7 octobre 1880.

Contribution à l'étude de la thérapeutique intra-utérine, par E. Schwartz, Arch. fur Gynækologie, B. XVI, H. 3, p. 245.

Du rôle et de l'avenir des antiseptiques en médecine et en hygiène, par Pietra-Santa, Journal d'hygiène, nᵒˢ 189 et 190, 1880.

Nouveau critérium pour déterminer avec rigueur scientifique la valeur relative des divers antiseptiques, par Chieron. Bulletino della scienza medica di Bologna, seria 4, vol. V, 1880.

Traité thérapeutique de gynécologie et d'obstétrique, par W.-B. Atkinson. In-8º, Philadelphie, 1880.

Prophylaxie des accidents puerpéraux, par Benoit, Tribune médicale, 26 septembre 1880.

Paris. — A. PARENT, imprimeur de la Faculté de médecine, rue Monsieur-le-Prince, 31.
A DAVY, successeur.

Statistique de la Maternité de Cochin (1880)

	JANVIER 67 accouchements	FÉVRIER 67 accouchements	MARS 68 accouchements	AVRIL 45 accouchements	MAI 56 accouchements	JUIN 44 accouchements	JUILLET 59 accouchements	AOUT 55 accouchements	SEPTEMBRE 55 accouchements	OCTOBRE 53 accouchements	NOVEMBRE 55 accouchements	DÉCEMBRE 50 accouchements	RÉCAPITULATION 674 accouchements
Version pelvienne.	»	»	2 Grossesse gémellaire. Version du premier enfant.	»	»	»	»	»	»	»	»	»	2
Application de forceps.	4 [illegible]	3 [illegible]	6 [illegible]	3	3 [illegible]	3	4 [illegible]	3	4	7 [illegible]	6	5 Asphyxie de la mère. Respiration artificielle. Guérison.	51
Céphalotripsie.	»	»	»	»	1	»	»	»	»	»	1 [illegible]	»	2
Embryotomie.	1	»	»	1 [illegible]	»	»	»	»	»	»	»	»	2
Extractions laborieuses.	1	»	»	»	»	»	»	»	»	»	»	»	1
Accouchements provoqués.	»	3	1	1	»	2	»	»	»	»	»	»	6
Avortements.	1	»	»	1	»	»	»	1	»	»	»	»	3
Insertions vicieuses du placenta.	1	»	»	»	»	»	»	»	»	»	»	»	1
Délivrances artificielles pour adhérence partielle ou totale du placenta.	1	»	»	»	»	»	1	»	»	»	»	»	2
Hémorrhagies graves.	1	»	»	1 [illegible]	»	»	2 [illegible]	»	»	1	»	»	5
Opérations de Porro et césarienne.	1 (Porro, décédée).	»	»	»	»	»	»	»	»	»	1 Opération césarienne post mortem sur la femme L… Éclampsie puerpérale.	»	2
Éclampsie.	»	»	»	1 [illegible]	»	»	»	»	»	»	»	»	1
Péritonite puerpérale.	»	»	1 [illegible]	»	2 [illegible]	1 [illegible]	»	»	»	»	1 [illegible]	»	5
Lymphangite puerpérale.	»	»	»	1 [illegible]	»	1 [illegible]	»	»	»	»	»	»	2
Fièvre [illegible]	»	»	»	1 [illegible]	»	»	»	»	»	»	»	»	1
Affections restées ignorées.	»	»	»	1 [illegible]	»	1 [illegible]	»	»	»	»	»	»	2

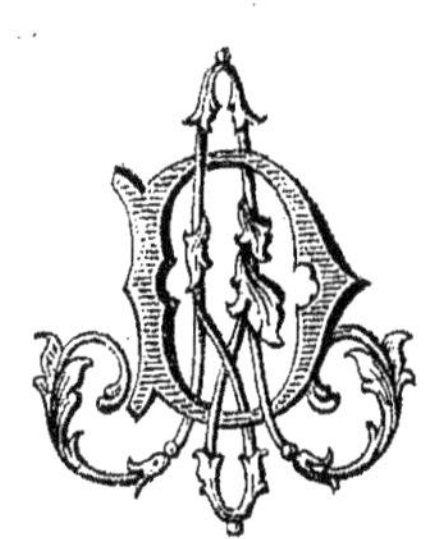

www.ingramcontent.com/pod-product-compliance
Ingram Content Group UK Ltd.
Pitfield, Milton Keynes, MK11 3LW, UK
UKHW020003100726
13658UKWH00002B/778